U0346479

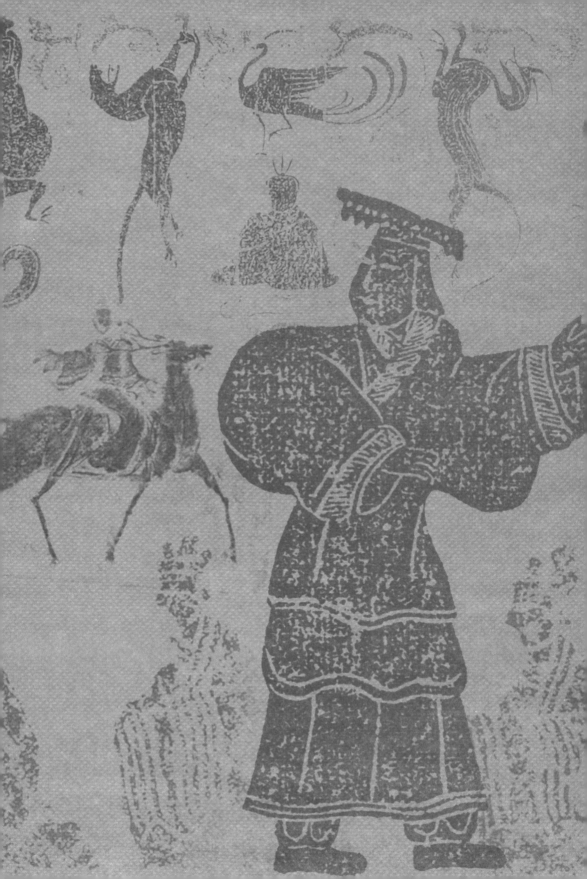

中国古医籍整理丛书

痘疹活幼心法

明·聂尚恒 著

蔡华珠 校注

中国中医药出版社
·北 京·

图书在版编目（CIP）数据

痘疹活幼心法/（明）·聂尚恒著；蔡华珠校注.—北京：中国中医药出版社，2016.11

（中国古医籍整理丛书）

ISBN 978 - 7 - 5132 - 3157 - 2

Ⅰ.①痘⋯　Ⅱ.①聂⋯　②蔡⋯　Ⅲ.①痘疹 - 中医疗法 - 中国 - 明代　Ⅳ.①R272.21

中国版本图书馆 CIP 数据核字（2016）第 017164 号

中 国 中 医 药 出 版 社 出 版
北京市朝阳区北三环东路 28 号易亨大厦 16 层
邮政编码　100013
传真　010 64405750
保定市中画美凯印刷有限公司印刷
各地新华书店经销
＊
开本 710 × 1000　1/16　印张 8.25　字数 61 千字
2016 年 11 月第 1 版　2016 年 11 月第 1 次印刷
书　号　ISBN 978 - 7 - 5132 - 3157 - 2
＊
定价　25.00 元
网址　www.cptcm.com

社长热线　010 64405720
购书热线　010 64065415　010 64065413
微信服务号　zgzyycbs
书店网址　csln.net/qksd/
官方微博　http：//e.weibo.com/cptcm
淘宝天猫网址　http：//zgzyycbs.tmall.com

国家中医药管理局
中医药古籍保护与利用能力建设项目
组织工作委员会

主　任　委　员　王国强

副　主　任　委　员　王志勇　李大宁

执 行 主 任 委 员　曹洪欣　苏钢强　王国辰　欧阳兵

执行副主任委员　李　昱　武　东　李秀明　张成博

委　　　　　员

各省市项目组分管领导和主要专家

　　（山东省）武继彪　欧阳兵　张成博　贾青顺

　　（江苏省）吴勉华　周仲瑛　段金廒　胡　烈

　　（上海市）张怀琼　季　光　严世芸　段逸山

　　（福建省）阮诗玮　陈立典　李灿东　纪立金

　　（浙江省）徐伟伟　范永升　柴可群　盛增秀

　　（陕西省）黄立勋　呼　燕　魏少阳　苏荣彪

　　（河南省）夏祖昌　刘文第　韩新峰　许敬生

　　（辽宁省）杨关林　康廷国　石　岩　李德新

　　（四川省）杨殿兴　梁繁荣　余曙光　张　毅

各项目组负责人

　　王振国（山东省）　王旭东（江苏省）　张如青（上海市）

　　李灿东（福建省）　陈勇毅（浙江省）　焦振廉（陕西省）

　　蔡永敏（河南省）　鞠宝兆（辽宁省）　和中浚（四川省）

项目专家组

顾　　问　　马继兴　张灿玾　李经纬

组　　长　　余瀛鳌

成　　员　　李致忠　钱超尘　段逸山　严世芸　鲁兆麟
　　　　　　郑金生　林端宜　欧阳兵　高文柱　柳长华
　　　　　　王振国　王旭东　崔　蒙　严季澜　黄龙祥
　　　　　　陈勇毅　张志清

项目办公室（组织工作委员会办公室）

主　　任　　王振国　王思成

副主任　　王振宇　刘群峰　陈榕虎　杨振宁　朱毓梅
　　　　　　刘更生　华中健

成　　员　　陈丽娜　邱　岳　王　庆　王　鹏　王春燕
　　　　　　郭瑞华　宋咏梅　周　扬　范　磊　张永泰
　　　　　　罗海鹰　王　爽　王　捷　贺晓路　熊智波

秘　　书　　张丰聪

前　言

　　中医药古籍是传承中华优秀文化的重要载体，也是中医学传承数千年的知识宝库，凝聚着中华民族特有的精神价值、思维方法、生命理论和医疗经验，不仅对于传承中医学术具有重要的历史价值，更是现代中医药科技创新和学术进步的源头和根基。保护和利用好中医药古籍，是弘扬中国优秀传统文化、传承中医学术的必由之路，事关中医药事业发展全局。

　　1949 年以来，在政府的大力支持和推动下，开展了系统的中医药古籍整理研究。1958 年，国务院科学规划委员会古籍整理出版规划小组在北京成立，负责指导全国的古籍整理出版工作。1982 年，国务院古籍整理出版规划小组召开全国古籍整理出版规划会议，制定了《古籍整理出版规划（1982—1990）》，卫生部先后下达了两批 200 余种中医古籍整理任务，掀起了中医古籍整理研究的新高潮，对中医文化与学术的弘扬、传承和发展，发挥了极其重要的作用，产生了不可估量的深远影响。

　　2007 年《国务院办公厅关于进一步加强古籍保护工作的意见》明确提出进一步加强古籍整理、出版和研究利用，以及

"保护为主、抢救第一、合理利用、加强管理"的方针。2009年《国务院关于扶持和促进中医药事业发展的若干意见》指出，要"开展中医药古籍普查登记，建立综合信息数据库和珍贵古籍名录，加强整理、出版、研究和利用"。《中医药创新发展规划纲要（2006—2020）》强调继承与创新并重，推动中医药传承与创新发展。

2003～2010年，国家财政多次立项支持中国中医科学院开展针对性中医药古籍抢救保护工作，在中国中医科学院图书馆设立全国唯一的行业古籍保护中心，影印抢救濒危珍本、孤本中医古籍1640余种；整理发布《中国中医古籍总目》；遴选351种孤本收入《中医古籍孤本大全》影印出版；开展了海外中医古籍目录调研和孤本回归工作，收集了11个国家和2个地区137个图书馆的240余种书目，基本摸清流失海外的中医古籍现状，确定国内失传的中医药古籍共有220种，复制出版海外所藏中医药古籍133种。2010年，国家财政部、国家中医药管理局设立"中医药古籍保护与利用能力建设项目"，资助整理400余种中医药古籍，并着眼于加强中医药古籍保护和研究机构建设，培养中医古籍整理研究的后备人才，全面提高中医药古籍保护与利用能力。

在此，国家中医药管理局成立了中医药古籍保护和利用专家组和项目办公室，专家组负责项目指导、咨询、质量把关，项目办公室负责实施过程的统筹协调。专家组成员对古籍整理研究具有丰富的经验，有的专家从事古籍整理研究长达70余年，深知中医药古籍整理研究的重要性、艰巨性与复杂性，履行职责认真务实。专家组从书目确定、版本选择、点校、注释等各方面，为项目实施提供了强有力的专业指导。老一辈专家的学术水平和智慧，是项目成功的重要保证。项目承担单位山东中医药大学、南京中医药大学、上海中医药大学、福建中医药大学、浙江省中医药研究院、陕西省中医药研究院、河南省中医药研究院、辽宁中医药大学、成都中医药大学及所在省市中医药管理部门精心组织，充分发挥区域间互补协作的优势，并得到承担项目出版工作的中国中医药出版社大力配合，全面推进中医药古籍保护与利用网络体系的构建和人才队伍建设，使一批有志于中医学术传承与古籍整理工作的人才凝聚在一起，研究队伍日益壮大，研究水平不断提高。

本着"抢救、保护、发掘、利用"的理念，该项目重点选择近60年未曾出版的重要古医籍，综合考虑所选古籍的保护价值、学术价值和实用价值。400余种中医药古籍涵盖了医经、基础理论、诊法、伤寒金匮、温病、本草、方书、内科、外科、女科、儿科、伤科、眼科、咽喉口齿、针灸推拿、养生、医案医话医论、医史、临证综合等门类，跨越唐、宋、金元、明以迄清末。全部古籍均按照项目办公室组织完成的行业标准《中医古籍整理规范》及《中医药古籍整理细则》进行整理校注，绝大多数中医药古籍是第一次校注出版，一批孤本、稿本、抄本更是首次整理面世。对一些重要学术问题的研究成果，则集中收录于各书的"校注说明"或"校注后记"中。

"既出书又出人"是本项目追求的目标。近年来，中医药古籍整理工作形势严峻，老一辈逐渐退出，新一代普遍存在整理研究古籍的经验不足、专业思想不坚定等问题，使中医古籍整理面临人才流失严重、青黄不接的局面。通过本项目实施，搭建平台，完善机制，培养队伍，提升能力，经过近5年的建设，锻炼了一批优秀人才，老中青三代齐聚一堂，有效地稳定了研究队伍，为中医药古籍整理工作的开展和中医文化与学术的传承提供必备的知识和人才储备。

本项目的实施与《中国古医籍整理丛书》的出版，对于加强中医药古籍文献研究队伍建设、建立古籍研究平台，提高古籍整理水平均具有积极的推动作用，对弘扬我国优秀传统文化，推进中医药继承创新，进一步发挥中医药服务民众的养生保健与防病治病作用将产生深远影响。

第九届、第十届全国人大常委会副委员长许嘉璐先生，国家卫生计生委副主任、国家中医药管理局局长、中华中医药学会会长王国强先生，我国著名医史文献专家、中国中医科学院马继兴先生在百忙之中为丛书作序，我们深表敬意和感谢。

由于参与校注整理工作的人员较多，水平不一，诸多方面尚未臻完善，希望专家、读者不吝赐教。

国家中医药管理局中医药古籍保护与利用能力建设项目办公室
二〇一四年十二月

许 序

　　"中医"之名立，迄今不逾百年，所以冠以"中"字者，以别于"洋"与"西"也。慎思之，明辨之，斯名之出，无奈耳，或亦时人不甘泯没而特标其犹在之举也。

　　前此，祖传医术（今世方称为"学"）绵延数千载，救民无数；华夏屡遭时疫，皆仰之以度困厄。中华民族之未如印第安遭染殖民者所携疾病而族灭者，中医之功也。

　　医兴则国兴，国强则医强。百年运衰，岂但国土肢解，五千年文明亦不得全，非遭泯灭，即蒙冤扭曲。西方医学以其捷便速效，始则为传教之利器，继则以"科学"之冕畅行于中华。中医虽为内外所夹击，斥之为蒙昧，为伪医，然四亿同胞衣食不保，得获西医之益者甚寡，中医犹为人民之所赖。虽然，中国医学日益陵替，乃不可免，势使之然也。呜呼！覆巢之下安有完卵？

　　嗣后，国家新生，中医旋即得以重振，与西医并举，探寻结合之路。今也，中华诸多文化，自民俗、礼仪、工艺、戏曲、历史、文学，以至伦理、信仰，皆渐复起，中国医学之兴乃属必然。

迄今中医犹为国家医疗系统之辅，城市尤甚。何哉？盖一则西医赖声、光、电技术而于20世纪发展极速，中医则难见其进。二则国人惊羡西医之"立竿见影"，遂以为其事事胜于中医。然西医已自觉将入绝境：其若干医法正负效应相若，甚或负远逾于正；研究医理者，渐知人乃一整体，心、身非如中世纪所认定为二对立物，且人体亦非宇宙之中心，仅为其一小单位，与宇宙万象万物息息相关。认识至此，其已向中国医学之理念"靠拢"矣，虽彼未必知中国医学何如也。唯其不知中国医理何如，纯由其实践而有所悟，益以证中国之认识人体不为伪，亦不为玄虚。然国人知此趋向者，几人？

国医欲再现宋明清高峰，成国中主流医学，则一须继承，一须创新。继承则必深研原典，激清汰浊，复吸纳西医及我藏、蒙、维、回、苗、彝诸民族医术之精华；创新之道，在于今之科技，既用其器，亦参照其道，反思己之医理，审问之，笃行之，深化之，普及之，于普及中认知人体及环境古今之异，以建成当代国医理论。欲达于斯境，或需百年欤？予恐西医既已醒悟，若加力吸收中医精粹，促中医西医深度结合，形成21世纪之新医学，届时"制高点"将在何方？国人于此转折之机，能不忧虑而奋力乎？

予所谓深研之原典，非指一二习见之书、千古权威之作；就医界整体言之，所传所承自应为医籍之全部。盖后世名医所著，乃其秉诸前人所述，总结终生行医用药经验所得，自当已成今世、后世之要籍。

盛世修典，信然。盖典籍得修，方可言传言承。虽前此50余载已启医籍整理、出版之役，惜旋即中辍。阅20载再兴整理、出版之潮，世所罕见之要籍千余部陆续问世，洋洋大观。

今复有"中医药古籍保护与利用能力建设"之工程，集九省市专家，历经五载，董理出版自唐迄清医籍，都 400 余种，凡中医之基础医理、伤寒、温病及各科诊治、医案医话、推拿本草，俱涵盖之。

　　噫！璐既知此，能不胜其悦乎？汇集刻印医籍，自古有之，然孰与今世之盛且精也！自今而后，中国医家及患者，得览斯典，当于前人益敬而畏之矣。中华民族之屡经灾难而益蕃，乃至未来之永续，端赖之也，自今以往岂可不后出转精乎？典籍既蜂出矣，余则有望于来者。

　　谨序。

第九届、十届全国人大常委会副委员长

许嘉璐

二〇一四年冬

王 序

中医学是中华民族在长期生产生活实践中，在与疾病作斗争中逐步形成并不断丰富发展的医学科学，是中国古代科学的瑰宝，为中华民族的繁衍昌盛作出了巨大贡献，对世界文明进步产生了积极影响。时至今日，中医学作为我国医学的特色和重要医药卫生资源，与西医学相互补充、相互促进、协调发展，共同担负着维护和促进人民健康的任务，已成为我国医药卫生事业的重要特征和显著优势。

中医药古籍在存世的中华古籍中占有相当重要的比重，不仅是中医学术传承数千年最为重要的知识载体，也是中医为中华民族繁衍昌盛发挥重要作用的历史见证。中医药典籍不仅承载着中医的学术经验，而且蕴含着中华民族优秀的思想文化，凝聚着中华民族的聪明智慧，是祖先留给我们的宝贵物质财富和精神财富。加强对中医药古籍的保护与利用，既是中医学发展的需要，也是传承中华文化的迫切要求，更是历史赋予我们的责任。

2010年，国家中医药管理局启动了中医药古籍保护与利用能力建设项目。这既是传承中医药的重要工程，也是弘扬优秀民族文化的重要举措，不仅能够全面推进中医药的有效继承和创新发展，为维护人民健康做出贡献，也能够彰显中华民族的璀璨文化，为实现中华民族伟大复兴的中国梦作出贡献。

相信这项工作一定能造福当今，嘉惠后世，福泽绵长。

国家卫生和计划生育委员会副主任

国家中医药管理局局长

中华中医药学会会长

王国强

二〇一四年十二月

马 序

新中国成立以来，党和国家高度重视中医药事业发展，重视古籍的保护、整理和研究工作。自 1958 年始，国务院先后成立了三届古籍整理出版规划小组，分别由齐燕铭、李一氓、匡亚明担任组长，主持制订了《整理和出版古籍十年规划（1962—1972）》《古籍整理出版规划（1982—1990）》《中国古籍整理出版十年规划和"八五"计划（1991—2000）》等，而第三次规划中医药古籍整理即纳入其中。1982 年 9 月，卫生部下发《1982—1990 年中医古籍整理出版规划》，1983 年 1 月，中医古籍整理出版办公室正式成立，保证了中医古籍整理出版规划的实施。2002 年 2 月，《国家古籍整理出版"十五"（2001—2005）重点规划》经新闻出版署和全国古籍整理出版规划领导小组批准，颁布实施。其后，又陆续制定了国家古籍整理出版"十一五"和"十二五"重点规划。国家财政多次立项支持中国中医科学院开展针对性中医药古籍抢救保护工作，文化部在中国中医科学院图书馆专门设立全国唯一的行业古籍保护中心，国家先后投入中医药古籍保护专项经费超过 3000 万元，影印抢救濒危珍、善、孤本中医古籍 1640 余种，开展了海外中医古籍目录调研和孤本回归工作。2010 年，国家财政部、国家中医药管理局安排国家公共卫生专项资金，设立了"中医药古籍保护与利用能力建设项目"，这是继 1982～1986 年第一批、第二批重要中医药古籍整理之后的又一次大规模古籍整理工程，重点整理新中国成立后未曾出版的重要古籍，目标是形成并普及规范的通行本、传世本。

为保证项目的顺利实施，项目组特别成立了专家组，承担咨询和技术指导，以及古籍出版之前的审定工作。专家组中的许多成员虽逾古稀之年，但老骥伏枥，孜孜不倦，不仅对项目进行宏观指导和质量把关，更重要的是通过古籍整理，以老带新，言传身教，培养一批中医药古籍整理研究的后备人才，促进了中医药古籍保护和研究机构建设，全面提升了我国中医药古籍保护与利用能力。

作为项目组顾问之一，我深感中医药古籍保护、抢救与整理工作的重要性和紧迫性，也深知传承中医药古籍整理经验任重而道远。令人欣慰的是，在项目实施过程中，我看到了老中青三代的紧密衔接，看到了大家的坚持和努力，看到了年轻一代的成长。相信中医药古籍整理工作的将来会越来越好，中医药学的发展会越来越好。

欣喜之余，以是为序。

中国中医科学院研究员

马继兴

二〇一四年十二月

校注说明

《痘疹活幼心法》系明代聂尚恒所著。聂尚恒，清江大观桥（今江西樟树）人，具体生卒年代不详。明万历十年（1583）乡试中举，历官庐陵（今江西吉安市）教谕，抚宁（今河北抚宁县）知县、福州府学教授、宁化知县。聂尚恒为官之余，潜心医术，博览方书，精察病情，著有《痘疹活幼心法》《医学汇函》《奇效医述》等多部医籍。《痘疹活幼心法》一书在儿科痘疹和治痢方面，发前人所未发，认为痘疹必借血气运出于皮肤，治痘重视血气的充盛；用药不偏于寒凉，亦不偏于温补，深得中和之理，使后世治痘有了一定的方便途径。该书问世后广泛流传，书名屡经更改，有《重订痘症心法》《活幼心法大全》《痘疹活幼至宝》《活幼心法》《痘疹活幼心法》和《痘疹慈航》等，但内容均以聂氏著作为主体，各版本之基本内容，包括总论、痘症各方、备用紧要诸证方论、或问、医案、痧疹诸症、杂症等大致均同，只是在附录审候、心法附条、治痘要方、论脉的隶属等部分上有所出入。不同版本卷次各异，目录学书籍记载及实地调研结果表明，目前本书版本主要有：合刻本、不分卷本、二卷本、八卷本、九卷本等五种版本系统。

本次整理以安徽省图书馆所藏明万历四十四年丙辰（1616）合刻本为底本（简称"万历本"），该刻本为最早的足本，刊刻精良，内容较完整；以日本宽文六年丙午（1666）田原左卫门二卷刻本为主校本（简称"宽文本"），该本为二卷本最早刊本，正文内容完整，字体清晰；以清康熙十五年丙辰（1676）九卷（无痢症）刻本（简称"康熙丙辰本"）、文奎堂不分卷刻本（简称"文奎堂本"）、清宏道堂九卷（有痢症）刻本（简称"宏道堂本"）、清道光二十四年甲辰（1844）二卷（删减本）刻本（简称"道光甲辰本"）等为参校本。

关于本次整理的几点说明：

1. 全书统一使用简化字横排，采用现代标点方法，对原书进行标点，繁体字、异体字、古今字、俗字统一以规范简体字律齐，不出校。

2. 底本中药名使用音同音近字，若不影响释名，不影响使用习惯，以规范药名律之，不出校。

3. 底本中同一个字多次校改者，在首见处出校记并注明"下同"，余者不出校。

4. 对个别冷僻字词加以注音和解释。

5. 底书中模糊不清，难以辨认的文字，以"□"按所脱字数补入。

6. 为便于分辨，方药单独成段时，药后剂量、炮制等附注用另体小一号字置于药名后；方药夹在段落中，药名与用量皆用正文字体字号，炮制及其他内容用小一号字。

7. 底本中表示上下文的方位词"右""左"，统一径改"上""下"，不出校。

8. 底本无目录，此次校注为方便读者查阅，据原本正文提取编排目录。

活幼心法引

　　余甥惟贞子著医述，余业为之叙。其《活幼全书》，今藩伯陈匡左公叙而行之久矣。凡按方治者，百无一失。远近购求，印刻不能给采①，闻而叹曰：有是哉，方之中病也。昔扁鹊名闻天下，过邯郸，闻贵妇人即为带下医；过洛阳，闻周人爱老即为耳目痹医；来入咸阳，闻秦人爱小儿即为小儿医。余甥医不专小儿，独于痘疹穷精极微，能保万全者何？素所历验熟耳。甥一母产八男二女，自小至长，不经市医手，且不□巫家言，非真有自信得力处能然欤！仓令公厪②五女，当时扼腕③怃然④曰：生子不生男，缓急无可使。余甥绳绳⑤后福，宁独得全于天。此刻传而俾世间幼者无失其为幼，则父母之心，一天地之心也。大德好生，余心愿雅同，因缀数言引其端，令附《医述》，翻刻以广布之幼幼者。

万历丁巳季夏月赐进士通议大夫福建等处提刑按察司按察使
清江程达撰

---

　　① 给采：供求。

　　② 厪（jǐn 仅）：古同"廑"。才，只。

　　③ 扼腕：用一只手握住另一只手的手腕，表示振奋或激愤的情绪。现在一般表示惋惜的情绪。

　　④ 怃（wǔ 武）然：失望的样子。

　　⑤ 绳绳：接连不断，勤勉的样子。

久吾先生痘说叙

　　世之不得已而用者二，曰：兵之于敌，药之于病是也。是二者，其道皆以攻伐为事，以克为功，以速为巧。而世医不谙病机，损之则疑实，而益之则疑虚，燠①之则疑阳，而冷之则疑阴。于是曲为调停之论，以图持久之计。而尝处于不见功不见害之间，久之而功愈远害愈近。此犹庸将握兵，智勇俱困，齷齪自保，而徒甘词重币②乞盟于敌，冀其自退敌。敌脆可也，敌坚则蔑不覆矣。盖凡病尽然。而至于儿证之有痘，则受毒自始生，其伏不可窥，其发不可留，生死在呼吸，变幻不容瞬，而亦御以调停持久之法，此其谬尤甚。譬之古者齐晋秦楚之治兵，相遇中原，或摩垒③而进，或交绥④而退，可战可和，尤未害也。若乃后世之兵，轥锯鹿鏖⑤昆阳，寸守官渡，决胜淮淝，尚可以兵交，使在者等论耶。善乎久吾先生之论痘也，曰：毒可逐而不可解也，治可急而不可缓也。于是创为一书，尽破近世似是而非之论，庶几提抱中物⑥不至枉杀，盖其见卓矣，即

---

　　①　燠（yù 浴）：温暖的。
　　②　甘词重币：即"币重言甘"，礼物丰厚，言辞好听及谄媚的言辞。《左传·僖公十年》："币重而言甘，诱我也。"
　　③　摩垒：迫近敌垒，谓挑战。《左传·宣公十二年》："许伯曰：吾闻致师者，御靡旌，摩垒而还。"
　　④　交绥：谓敌对双方军队刚接触即各自撤退。
　　⑤　轥（lìn 吝）锯鹿鏖（áo 熬）：轥，车轮碾过；鏖，激烈地战斗。表示战斗激烈。
　　⑥　提抱中物：借指婴幼儿。提抱，一谓养育，照顾。

仓扁①复生不能易也。孙子不云乎：解杂乱纷纠者不控卷②，救斗者不搏撠③，批亢捣虚④，形格势禁⑤，则自为解耳。然则先生之所谓可逐而不可解者，是固所以深解之也耶，是兵说也。

万历辛亥孟冬月上戊日
赐进士福建等处提刑按察司按察使同年友弟高安陈邦瞻书

---

① 仓扁：仓公、扁鹊的并称。

② 控卷：伸出拳头。《史记·孙子吴起列传》："夫解杂乱纷纠者不控卷，救斗者不博撠，批亢捣虚，形格势禁，则自为解耳。"

③ 搏撠：不放之意。

④ 批亢捣虚：比喻抓住敌人的要害乘虚而入。批：用手击；亢（吭）：咽喉，比喻要害；捣：攻击；虚：空虚。

⑤ 形格势禁：格：阻碍；禁：制止。指受形势的阻碍或限制，事情难于进行。

痘疹活幼心法小引

　　医之道，肇自神农而源于黄帝，其来尚矣。而黄帝曰：幼小者吾不能知也。以是知治幼之难，虽圣人之神明有不遍也。夫人之生也，无论贤愚贵贱，孰不由幼小而长成。当其幼之时，不能保其无疾，则治之不可无法也。至于痘疹，自襁褓而上，人人皆不能免，则治之法尤不可不精也。然而自今以历，溯之于古，治幼之法甚疏，而治痘之法尤疏。虽自古明哲之士著论立方，犹未得其窍妙，而况其下焉者乎。世之庸医，任其陋识以用药，世人不知，而过听之，其夭害生灵也，不可胜计。世之腐儒，率其浅见以著书，世人不察而误用之，其夭害生灵也，又不可胜计。夫使儿童夭折，弗遂长年，岂非举世之大患，而仁者深忧乎。先大人专心理学而旁通于医，予少时尝闻其训曰：事亲者不可不知医，慈幼者不可不知医。于是每乘暇日博览方书，精察病情，而于治幼治痘尤精心焉。盖因其术之独难也，是以用心独苦也。阅历之多，精思之久，天启其衷，豁然深悟其妙理。每用之家族，用之姻友，随试辄效。有可自信者，不惟庸医腐儒之浅陋，得以洞察其弊而救正之，凡前哲之方论，皆得参酌裁决，无有能出吾范围者。于是写吾心之所独悟，而发前人之所未发，取其长弃其短，矫其偏救其失。其辨证也简而明，其立方也精而切，著为一编，命之曰《活幼心法》，谓以吾之心悟为后法，而可以回生起死也。又附问辨医案于其后，以志吾言之非无征，吾法之果可用也。嗟乎！一善成名君子所耻，而况于技乎！予岂以此自表见乎！然而始之苦心于此，聊以自为不虞，其技之精妙一至于此，而可以救生灵之夭折也，是以不忍自私而必以公之天下后世也。

江右清江聂尚恒识

目 录

论受病之源

痘疹之源，有谓儿在胎时食母血秽而致者，有谓父母欲火所致者。欲火之说出于臆测，固无明据。尝见孕妇饮食清淡者，生子出痘多稀少而平顺，恣食厚味生子者，出痘多稠密而险危，则其病源受毒于母胎血秽，似有明验。盖饮食淡则血气清而胎毒轻，饮食厚则血气浊而胎毒重。受毒轻故出痘少，受毒重故出痘多，其理易明也。近有好为奇论者，谓胡人岂无欲火胎毒，而独不出痘，则此二说皆非也。诸痛痒疮疡皆属心火。以中国地对胡地分四方，则中国属东南，胡地属西北。东南属火，故心火旺而有痘疮；西北属水，故心火不旺而无痘疮。又以胡人居中国则亦出痘，中国人居胡地则亦不出痘为证，此论似是而实非也。若痘非胎毒，果因地方火旺而有之，则闽广等极东南之地，其人出痘当至再三，何以一生止一次与中土同也。意①者，胡地极寒，其人无屋居，鲜火食，冒风霜犯冰雪，腠理秘密，若禽兽然，即有胎毒，当为别症，不能宣发于皮肤而为痘疮。是以胡人不出痘也，不可执此而谓痘非胎毒也。夫胎毒潜伏于五脏，有触则发，无触则不发，故其发有迟速。当其未发时，形气俱泯，无可端倪，若未燧之火，何处寻觅，又何可解释。故余以为古立预解痘毒诸

---

① 意：猜想。

方，若无故而逐寇于通都①，不近理也。及其有触而发，则勃然不可御。盖其毒气发自五脏，实动五脏真气，全赖血气送毒气而出之于外，运化之而成浆，收结之而成痂，而后脏腑可安。若血气送毒气不出，则毒气反攻脏腑，如寇作于都城中。主者不能操谋奋武②，逐之于外，致令操戈内攻，安得不危。故用药犹如用兵，不可不透此理也。

折诸家之衷

治痘之家多矣。刘河间悉用寒凉，偏害非小。至于钱仲阳③立方，亦以解毒为主，而多用寒凉少用温补，张洁古、王海藏咸宗之。此其意俱本于《内经》"诸疮疡属心火"之一言，故以寒凉泻火也。厥后陈文中④立方力矫其偏，专主温补，凡痘疮已出未出之间诸症，悉用十一味木香散；已出之间诸症，悉用十二味异功散，其意归重于太阴一经。盖以手太阴肺主皮毛，足太阴脾主肌肉，肺金恶寒，脾土恶湿，故用丁香、官桂以治肺之寒，用术、附、半夏以治脾之湿。二方用之得其当，其效固大。然不分寒热虚实而一概用之，则宜于虚寒不宜于实热，其偏害又可

---

① 通都：四通八达的都城。

② 操谋奋武：源自"使操行奋武"。《后汉演义》第六十六回："绍自号车骑将军，领司隶校尉，使操行奋武将军，一面传檄天下，历数董卓罪恶，杀有余辜。"

③ 钱仲阳：即钱乙，字仲阳，宋代医学家，著作有《小儿药证直诀》。

④ 陈文中：即陈文秀，文秀为其字，宋代儿科名医，著有《小儿痘疹方论》《小儿病证方论》。

知也，朱丹溪辨之是矣。至丹溪立论，矫陈氏之偏，而取钱氏之长，主于解毒和中安表，似为的当，举世宗之，数百年来无敢议其失者。予则以为丹溪治他病多妙论，独于治痘则孟浪①而未尽其妙，傥②亦千虑之失乎。盖其矫偏于陈氏，而不敢轻用木香、丁香、桂、附等热剂，似乎因噎而废食，惩羹而吹齑③，其取长于钱氏，而必用芩、连、牛蒡、连翘之类，以监制参、芪、归、术等补剂，似乎"任将而中制，用兵而外监"④也。其失亦起于泥《内经》"疮疡属心火"之言，而未透其理也。不知痘疮虽属心火，却与诸疮不同。诸疮之毒，当其初发而未成形，可用药解散，内消而愈；及其已形而未成脓，又可用药逐散，未成脓而愈。痘毒发自五脏，必藉血气送出于皮肤，运化之而成脓，收结之而成痂，而后收全功也，可内消而愈乎？可未成脓而愈乎？故诸疮以解毒为主，能解毒于早则轻，不能解毒于早则重。痘疮以血气为主，血气能送毒以灌脓结痂则生，血气不能送毒以灌脓结痂则死。解毒之药多损血气，不顾血气之亏损，而急于解毒，是犹不虑我兵之羸

---

① 孟浪：鲁莽，轻率。

② 傥：倘若。

③ 惩羹而吹齑：出自《楚辞·九章》。指被热羹烫过的人，吃凉菜也要吹一吹。比喻鉴于以往的教训，遇事过分小心，该做的不敢做或举措失当。

④ 任将而……外监：出自《登坛必究》："任将而中制者败，用兵而外监者疑，夫独任者，事成之宰也；专令者，势行之机也。"反对对将帅"中制""外监"，在此喻用药应该发挥主药温补作用，不可有用过多的寒药来制约之。

弱，而急于杀敌也。故毒有不必解者，又有不可解者。若小儿禀赋强壮，胃气好饮食如常者，其血气自旺，自能送毒气以成功，其痘自始至终多顺症，此不必解毒者也。若其禀赋素弱，脾胃又弱，出痘时饮食又少，或泻，或渴，或腹胀，或手足冷，或气短促，或失声，痘或出不快，或根窠不红活，或色白而顶陷，或当灌脓不灌脓，或当结痂不结痂，皆由血气不能送毒气，此不可解毒者也，当速用温补以扶胃气而助血气，若用参、芪、归、术等，而力不及即加入木香、丁香、桂、附等佐之，亦不为过，又何可添入芩、连、荠、翘等凉品，以监制温补之力而损血气乎？所谓丹溪未尽其妙者，此也。丹溪又教人用犀角地黄汤以解痘毒，后人沿其说，失其初意，相习用之，以为奇妙而不知其害。盖心者，血之主，心之所以能主血者，以其属火也。痘疮属心火，正藉心火以运用一身之血而成功，岂心火可泻而去之乎？盖人身之血，温则流行，寒则凝滞。犀角地黄汤凉心经而泻心火，心经既凉，心火既泻，则一身之血俱凝滞不行，何以运化痘毒而成脓结痂乎？则内攻之患作，而竟以告毙者，泻心火之药，实杀之而人竟不知也。医亦竟不悟也，可慨也。故予谓痘已出之后，未痂之前，凡一切凉心之药，如犀角、生地之类，姑禁绝不用，直待结痂后，用之解余毒可也。或曰：若然则未收结之前，毒俱不可解乎？曰：奚为皆不可？若其血气与毒气俱盛者，脉必洪数；痘或初出即带紫黑；或既出而稠密红紫。内症则烦闷燥渴，小便赤涩，大便秘结，此则属实热，宜速用清凉之剂以解毒。如大便久秘者，量入酒炒大黄，微利之可也。若其毒气虽盛而血气未旺者，以解毒为主，而兼活血养气，则参、芪、归、芍之类，亦不可离也。

近世痘方多宗黄西丘^①，其书自始至终，俱分顺、逆、险而立三图说。其谓顺者，不必服药是也；谓险者宜以保元汤加减调治，犹近理也。但谓逆者俱不可治，治之徒劳无益，是教人袖手待毙矣。其言不仁之甚，而贻害于世不小也。此为俗医图利计则甚便，而于救济生灵之术则甚乖也。盖医者仁术，圣人以之赞助造化之不及，所贵者，扶危救困，起死回生耳。若治其易治者，而弃其难治者，则何以医为？惟俗医意在图利，又恐坏名，见症有不顺者，辄委弃之，彼诚恐利未必得，而徒冒不识症之名。若仁人君子，当为之死里求生，岂忍断其必死，而坐视不治？故曰：西丘之言，便于俗医，而非所以济世也。且其所指逆症多端，痘疮稠密者多有之。如初热而惊悸吐泻，报痘而先发于印堂、司空、天庭等处，初出而根窠无晕；既出而色白灰陷，或发水疱，或痒塌，或当行浆而不行浆，或痂未落而寒战咬牙等症，皆其图说所谓逆而不治者。予每治之，而得生者多矣。奈何悉谓治之无益，而戒人勿治乎？

<hr>

① 黄西丘：即黄惟亮，明代医家，生平不详，著有《医林统要捷法通玄方论》。

惟初出形如蚕种，既出而紫黑干枯者，难以灌浆，多不可救耳，然宁救之而不活，不忍坐视而不救也。近年有庠生①官橚编集《保赤全书》，载痘疹方论颇为详备，然其人博而不精，未谙妙理，所论气血虚实寒热等理多混杂未能融通。所论某症该用某方，多鲁莽，又多乖舛，而不得其宜，在明者得之，犹可备参考，若昧者执而用之，鲜不误事。予恐其无益于世，而反惑世也，故表而出之。

辟时医之谬

痘症与他症不同，自初发热以至于结痂，限日限时，救困扶危，当用之药，宜及时而用，如救焚拯溺，不可缓也。盖痘毒发自五脏，实动五脏之真气，其出痘多者，真气发泄亦多。当此之时，人之血气几绝，岌岌乎殆哉，如油尽之灯，不速为之增油，则灯焰熄；如风中之烛，不速为之避风，则烛光灭也。时医则不然，轻视人命而重视财利，其愚而不知用药者，姑无论已。即稍知用药者，亦不肯及时用药，欲因祸大而显功，直待诸恶症出，然后乘人父母之惊惧而要重利。迟延至于血气已绝，不可复续，虽有对症之药，缓不及事，因而误人性命者多矣。嗟嗟！天地鬼神昭布②，森列③不可欺罔。此辈以贪利而杀人，心术

---

① 庠生：指州、府、县学的生员。

② 昭布：明白地宣布，公布。唐·元稹《郊天日五色祥云赋》：“昭布于公侯卿士，莫不称万岁者三。”

③ 森列：排列繁密、森严。李白《古风》：“星辰上森列。”

不善，岂无幽责，岂无冥诛，殃必及身，必及子孙，不可逃也。此医家之害，而病家不可不知也。又时医识见浅陋，未谙妙理，执泥祖传旧方，不知通变，遇痘症之轻者，犹可动手调治而自以为功，一遇危险重症，便束手无策，不能救疗，甚至治一家十人而不活者七八人，则以为痘症原恶，而不自咎其术之拙；病家亦以为痘症本恶，而不归咎医之拙。殊不知痘疮常数，若无甚恶之症，而调治得宜，十可十生；间有极恶之症，必不可救疗者，十不过一二。今治十人而死者七八，何恶症之多也，无亦术之不精乎。予深悯之，故不得不为之著论立方也。

辨虚实寒热之异

凡治病必先辨虚、实、寒、热四症，望、闻、问、切，无非辨此四者而已。四者了然于胸中，则用药取效，其应如响。四者不能分辨，而执成方以用药，鲜有不误者。即或中病而愈，亦幸而偶中也。至于痘疮之虚实寒热，尤为紧要，辨之不明，用药多致败事，何以成功？奈何历代治痘之家，著论立方互相异同，至于虚实寒热，多略而不辨，或辨而不明，致令检方者，漫无下手处，竟不知其症属虚属寒当用其方。其症属实属热当用其方，则虽有千百妙方、千百妙论，无益于用也。无怪乎自古至今治痘者之多迷途，而慈幼之术疏也。且痘疮之虚、实、寒、热，与诸病之虚、实、寒、热，其异同固自有辨。诸病有虚者，元气自虚也，宜补也；痘疮有表虚有里虚，亦元气自虚也，宜补也，此其相同者也。诸病有实者，邪气实也，可泻也。痘疮有表实，有里实，此则元气完固，而毒气不能为害，不可泻，亦不必泻也，此其不同者也。诸病有虚之甚者，阴有余阳不足，则寒自虚生，宜温热之剂补之也；痘疮有虚之甚者，亦阴有余阳不足，而寒自虚生，亦宜温热之剂补之也，此其相同者也。诸病有寒自外入者，外感是也，当其在表，宜发散之；久而入里，则郁而为热，宜清解之；痘出而风寒外袭，宜温而散之；或外寒入内而为吐泻诸症，亦宜温之而已。外不可发汗，内不可清解也。诸病有虚热者，元气虚，津液竭，而火从虚中起，补之则热自除也，不必解热也。痘疮亦有虚热者，元气虚而毒气肆也，当以补元气为主，而略兼解毒可也。三者皆同而有不同者也。诸病有实热者，血气未亏而邪气壅盛，单用寒凉泻之可也。痘疮亦有实热者，禀气强血气盛而毒气亦盛，亦单用清凉解之可也，此又其相同者也。今自发热之初，以至还元之后，俱先辨症之虚、实、寒、热，而遂立方于其后，令人细心审症而后用药，庶不至于虚虚而实实乎？不至于损不足而补有余乎？不至于以水益寒而以火益热乎？然痘之虚、实、寒、热，较之他病，犹显明而易察。盖自见点以至结痂，其形其色既昭然可观，若又听其声音，观其静躁，视其饮食之多少，审其大小便之利涩，三岁以上者，诊其脉之迟数洪微，其辨虚实寒热，当如黑白之分明，而用药取效易矣。

晰气血盈亏消长之理

痘疮全凭气血成功。而气血之盈亏消长，其理精微，不可不透悟也。盖气体天而亲上，血体地而亲下。痘之出也，其高起之疱，气之位也，上也，气宜克焉；其四晕根脚，血之位也，下也，血宜附焉。疱尖而色白润，是气充而居其亲上之尊也；四围有晕而色红活，是血附而安其亲下之分也。气居其尊，血安其分，气血和顺，而载毒出外，此最吉之痘，可勿药而愈也。顶陷则气反亲下，此气亏而不能充也，法当补气；四围根脚无红晕，此血亏而不能附也，法当补血。此其理犹易明也。其有通顶红色成血疱者，是血反亲上也，此症最险，必不能成浆，至八九日后，则痒塌而死。然此非血之独盈，乃由气亏而失其居尊之常。故血得以妄行而僭居其位也，急宜大补其气，气充则能统血，血自不得泛滥妄行，而疱转白矣。世人不识此理，见其疱红则谬认为血热，而用凉血行血之剂，致令气愈亏而毙愈速也，不亦悲乎。故气血盈亏之理，微妙而难识也。至于调治痘疮气血，其气独虚者，固宜专补气而不宜补血。盖阳不能从阴，阴愈长则阳愈消也。其有血虚者，多由胃气损伤，元气不足所致。盖阴必从阳，阳生则阴长也。黄汝言①《明医杂著》乃谓血虚而用参、芪以补气，则阳旺而阴血愈消，甚矣。其不明于阴阳消长之理，而谬立此言，为世大害也。予每治便血之虚滑者，妇人产后去血过多而不发热者，妇人血虚崩漏而下血不止者，俱用参、芪、姜、附为主，而佐以血药与升提药，皆获奇效，安在血病不可补气乎。若小儿痘疮以胃气为主，则补血必先补气明矣。故气血消长之理，不可不深明也。

精炮制用药之法

凡用寒凉药品，除阳症、伤寒、热积痢症及诸实热等症外，其余若用之降炎上之火，用之清血分之火，俱有寒因热用之义，须依酒炒酒制之法最为紧要。同一寒药也，依法用之则取效，不依法用之则为害。若痘疮中前后所用解毒诸寒药，皆因毒火燥血，而用入血分以凉血活血者，是以芩、连、栀、柏、花粉、大黄等味，必用酒拌湿炒燥，牛蒡子必炒香研碎，当归、白芍、生地、红花、紫草、牡丹皮、地骨皮之类，必以酒临时洗用，此要法也。而时医苟简②粗率，每每不依法炒制，而生用寒凉，不惟无益而反以致害者多矣。此其失非小而人不知也，不惟病家莫之知，而医家亦竟不悟也。倘悟其失，岂其省此微劳

---

① 黄汝言：应是"王汝言"之误。《明医杂著》为明代名医王纶所著。王纶，字汝言，号节斋。

② 苟简：草率简陋。

而贻此大害哉。予故表而出之，以训将来也。有热者，甘草、黄芪、白芍俱生用；虚寒者，甘草炙熟，黄芪蜜炙，白芍酒炒。

初发热至痘出齐数日内调治法

大凡调治痘疮，自发热之初，见点之时，即须思及何如起发？何如灌浆？何如收结？一动手用药，便要顾首顾尾，慎其初以善其后，然后次第调治，可保万全也。一发热之初，若身热和缓，或热或退，神清气爽，饮食如常，则不必用药发汗，但戒荤、禁风，调护而已。盖痘有顺而不必治者，不轻治即所以调治之也。其或憎寒壮热、头痛咳嗽、鼻流清涕者，多因于外感，既有外感，不可不发散也，当视儿强弱而用药发汗。儿体气素壮实者，用加味升麻葛根汤汗之；体气素怯弱者，用加味参苏饮汗之。然皆不可出汗太多，恐发虚其表，后难起胀灌浆也。既经发汗而身热渐缓，儿颇安静者，其痘出必稀少，此为顺候，且勿服药以待之。

加味升麻葛根汤此二方即是伤感而非痘疹，服之，发汗亦无妨。

白粉葛一钱　升麻八分　赤芍六分　甘草　桔梗　防风去芦，各三分　苏叶五分　小川芎四分　山楂净肉八分　牛蒡子拣净，炒香，研碎，用五分　生姜三片

同煎，热服取汗。

加味参苏饮

人参三分　苏叶五分　小川芎　桔梗去芦　前胡各四分
陈皮　甘草各三分　白茯苓去皮，五分　粉葛八分　制半夏三
分　牛蒡子制同前，四分　山楂肉六分　生姜三片

同煎，热服取汗。

发汗之后，或身热不退而烦躁者，且勿峻攻，姑少待
之。其或烦闷躁渴而妄语者，用败毒和中散清之，切不可
轻用伤寒家柴胡、黄芩、干葛、花粉等清解之剂。此药若
用差一剂，解虚其表，至七八日后，浆必不行。虽极力补
助，莫能救疗，其疮枯焦痒塌而死矣。盖痘疮以里为根，
以表为基，一虚其表，是犹筑室而圮①其基也。是以治痘
与治伤寒大不同也。近时官橚著书不知此理，而首以发表
解表立说，岂谓痘疹可与伤寒同治乎。惑世误人，为害甚
大，姑举其一，以闭其余。

败毒和中散

连翘去心蒂，研碎　牛蒡子制同前，各六分　酒炒黄连
陈枳壳炒，各七分　防风　荆芥各五分　桔梗　紫草酒洗　蝉
蜕洗净，去头足，晒　小川芎各四分　前胡　木通各五分　升
麻　甘草各四分　麦冬去心，八分

大便秘涩者，加酒炒大黄一钱二分，微利之，不秘者
勿加。服此觉烦闷少解，即止勿服，听其痘出外，则中自

---

① 圮（pǐ痞）：塌坏，倒塌。

安也。或有腹痛、腰痛而烦闷者，此其毒气诚重，然只当用此败毒和中散主之。大便秘，则加酒炒大黄微利之，听其痘毒出外则内痛自止。然后看其痘或稠密，或红紫带黑，又议解毒可也，切不可纯用寒凉，以阻遏其毒出之势，立致内攻告变。世人不知此理，多纯用寒凉解毒，或用硝、黄峻下，因而速毙而卒，不悟者多矣。当时令众人出痘时，小儿或有发热，稍缓其热或作或止，其红点或未见，或微见，而未明，或是出痘，或非出痘，正在疑似之间，当此之时，不如且勿服药，以待其自定，但禁风、禁荤，调护之而已。所谓不轻治，正所以深治之者此也，有等富贵之家，珍爱太过，见其如此，屡投以清凉解毒之剂，不知若是痘症，则其毒气发动于五脏，勃勃欲出外，其势决不可阻遏。屡用清凉阻遏其势，即所以迫之内攻，而祸速矣。故犯此者，多有报痘数日，即烦闷惊搐而死，此解毒之剂杀之也。正如寇在宫墙之内，不逐之出外，反遏其出路，围而攻之，宫中之人有不遭残害者乎？然医者曰："吾用解毒药，何至于杀人？"既不自任其咎。病家亦曰："彼用解毒药，何至于杀吾人？"亦不归咎于医杀人，于冥冥之中而己不悟也。人不知也。噫！亦可悲也已。予故表而出之，以戒世之爱而反害者。

语曰：久腊者毒必厚。痘毒禀于胎元，伏于五脏，其轻者无论已，其重者深藏久蓄，不为不厚矣。一旦触发，于悠然忽然之顷，其势猛锐欲出，断不可御。是以必藉气血，载毒出外，成浆结痂，然后毒散而成功。此病机亦化机也，此岂若诸疮之毒，可以骤然而解散者。故解之于既出之后，是顺其欲散之势，犹为近理；解之于未出之先，是遏其猛锐欲出之势，其祸甚速，如初决之堤，水势排山，而欲捧土塞之，有是理乎。奈何自古治痘之家，其卑者固不足道，其高者亦未深悟此理，每每于痘疮发热之初，欲出未出之际，辄以解毒为主，且曰：服某药则毒可解，而痘出必稀。不知痘之稀，由其初受毒之轻耳，岂将出之时所能骤解乎？致启后之庸医，讹以承讹，见痘疮欲出未出之间，毒气炽盛，则多用寒凉以解之，或妄下以解之。彼自以为对症之妙剂，而不知反致内攻之奇祸。至于杀人而终不悟，前覆而后不鉴，其祸又无穷也。予观近时庸医治痘，多犯此失，以致童幼数日而死者甚多，则皆茫然，委于症恶难救，而举世莫觉。其致死之由，殊可矜恻①也。故不得不再三发明其理，以救将来发热之际。

有偶感风寒饮食停滞而腹痛者，用升消平胃散一剂，其痛立止。

升消平胃散

小川芎　炒香附　苍术　紫苏　姜汁炒　厚朴各五分

藿香　砂仁研碎　白芷去白　陈皮各三分　炙甘草二分　炒麦芽六分　山楂肉一钱　生姜三片

_____

① 矜恻：怜悯恻隐。

同煎，带热服。

然停食作腹痛，与毒气作腹痛，其症不同。停食痛者，其痛多急疾，而啼叫必甚，多在脐以上痛，面必青白、唇淡、手足冷。毒气痛者，痛稍延缓，而有作有止，多在脐以下，或连腰而痛，面或红色，而唇紫、手足不冷，此两者必分辨明白，方可用药。

发热之际，有呕吐者，有泄泻者，有吐泻交作者，全要辨虚、实、寒、热而用药。

或吐泻交作而胸腹痛甚者，此感寒而停食也，仍用前升消平胃散主之，一服立效。

或胃气弱而有寒，呕吐不思饮食，或食下即吐，其吐多顺快而无声，面青白、唇淡、精神倦怠，宜用参砂和胃散主之。

或脾气虚弱、饮食不化而泄泻者，其泄滑利而色带白，宜用术苓调脾散主之。

参砂和胃散_{治虚寒呕吐}

人参　砂仁研碎　制半夏各四分　白术去芦，刮去皮，炒白茯苓去皮，各五分　藿香　陈皮各三分　炙甘草二分　煨姜去皮三片

同煎。

术苓调脾散_{治虚泄}

白术　白茯苓制俱如前，各七分　酒炒白芍　真神曲炒炙甘草各五分　白扁豆姜汁浸，去壳，各研碎，八分　砂仁　炒

香附　制厚朴各三分　煨姜二片　大枣一枚，去核

同煎，或加人参三分。

或有毒气作吐泻者，其吐必酸，刺而有声，神气不甚困倦，其泄必黄色臭秽。虽或吐泄交作，胸腹多不痛，此则毒气由吐泄而发泄，所谓泄吐为顺候，而不必止者，惟此一症耳。若虚寒吐泻与此迥异者，亦多矣。张洁古等乃一概谓"痘前吐泻，慎勿乱治而多吉"，并不分虚实寒热，何其孟浪之甚耶。

身热至二三日后，痘欲出不出。或烦闷惊搐，或狂言谵语，切不可惊惶失措，惟详审虚、实、寒、热而治之。要知此等症，皆由毒气在内，不得宣发于外而作。然毒气不得宣发，症有不同，不可不辨。有毒气壅盛于内，不能骤发于外，而惊搐狂躁者，宜用清解散以宣之；有内毒本盛，外为风邪所束，郁滞不得出，而惊搐狂躁者，宜苏解散发之；又有血气虚弱，送毒气不出，而惊搐狂躁者，宜用温中益气汤以托之。

辨此惊狂诸症，最宜精详，观形察色，审声问症，又参之以脉，然后可以分别。察其痘影红紫、面赤、唇紫、声音亮、口气粗、手足热、脉洪数，此毒气壅盛者也。或形色多同前，但声重、鼻塞，或鼻涕，脉浮数者，此毒盛而为风寒所束者也。然此症多在寒凉之月，或不谨避风寒者，然后有之。察其痘影淡淡在皮下，不见红活，唇淡面白，或带青脉又迟缓，虽烦躁、惊狂、谵语，亦是血气虚

而送毒气不出者也。三者分别明而用药，当一剂之后痘出，而惊狂定矣。昔人谓痘未出之前，惊搐为顺，而皆不必治，岂其然乎？

清解散

防风　荆芥　蝉蜕　桔梗　小川芎各四分　前胡　干葛　升麻各五分　酒炒芩连　紫草　木通各六分　牛蒡　连翘制俱同前，各七分　山楂肉八分　甘草三分　生姜三片

同煎，温服。

苏解散

前方去芩连加紫苏　白芷各五分　羌活四分　生姜三片

同煎，带热服。

温中益气汤

人参　白术制同前，各五分　黄芪生用，八分　当归身酒洗　白茯苓各六分　炙甘草　川芎各四分　白芷　防风各三分　南木香　官桂各二分　山楂肉六分　生姜一片　大枣一枚，去核

同煎，一服中病即止。

幼儿欲出痘，有发热二三日，全无痘点形影，而忽然惊搐状，与急惊风一样者，此亦毒气壅盛，不能宣发所致，宜用前清解散以宣之，痘出即惊定矣。若医者不知是痘，而误作急惊施治，或单以寒凉投之，或以祛痰药峻下之，其儿必死。何者？阻遏其毒，使不得出而内攻也。故未痘之儿，若遇此等症，即当经疑，恐是出痘。

又有发热稍轻，至三四日而痘尚隐隐不出者，最要详察，不可一概认为毒轻痘少，而漫不加意。若发热和缓，精神清爽，饮食如常，出痘少而点数明，头粒尖，渐渐长大红活，此为毒轻痘少无疑矣。若身热虽轻，至三四日而急倦嗜卧，不思饮食，所出之痘影淡白，点粒不明，此非痘毒轻少，亦是血气虚弱，送毒气不出也，急宜用前温中益气汤以托之，甚者必连服二三剂，痘始出齐，其痘必多。若因其安静，袖手玩视而不急托痘出外，延至五六日后，毒气内攻，须臾告变，不可救疗，甚足畏也。昔人热轻则痘轻之说，可尽信乎。而六日以前痘未出齐，勿用温补之说，可尽拘乎。

自有方书治痘以来，其时不啻二千年，其人不啻数百家，然皆详于已出之后，略于未出之前。深言出速而稠密之危，不言留中而不出之祸。不知已出之毒，外寇也；未出之毒，内寇也。出速而稠密者，外攻也；留中而不出者，内攻也。内寇与外寇，势孰急？内攻与外攻，祸孰烈？故痘已出而死者，多在旬日之外；痘不出而死者，多在六日之内。徒知御外寇而不知逐内寇，自古以来，诸贤之为计疏也。然其失计安在，惟在痘未出而急于解毒缓于逐毒也。不知未出之毒不可解说已见前，但当汲汲①逐之出外也。予深悟其理，而明鉴其失，故长顾却虑为未出以

① 汲汲：急切的样子。

前，诸症设法，惟明辨其虚、实、寒、热以施治。实热者宣发其壅滞，以逐毒出外；虚寒者补助其气血，以逐毒出外。至于急用寒凉遏毒、内攻等弊，则谆谆致戒，不厌再三，一以救前哲之失，一以开后人之迷，虽岐黄复起，不易吾言矣。

一发热至三四日报痘，形如粟米，口鼻、腮耳、年寿①之间，先发数点，淡红、润泽者最吉，不必服药；若身热一二日即出，痘先发于天庭、司空、印堂者，或一齐出而稠密者，或干枯而紫黑者，或成片不分颗粒者，皆血气凝滞而毒气肆行，最为可忧，急宜活血养气而送毒，用调元化毒汤。

调元化毒汤

绵黄芪生用，八分　人参四分　白芍生用，酒洗　当归酒洗，各六分　牛蒡　连翘各七分　酒炒芩连各八分　防风　荆芥　桔梗　前胡　木通各五分　紫草茸酒洗，六分　红花　生地黄俱酒洗，各三分　甘草　蝉蜕各四分　山楂肉八分　生姜一片

同煎，温服。

腹痛者去参、芪，加炒枳壳八分；大便久秘者去参、芪，加酒炒大黄一钱五分微利之，大便通仍除之。若血气与毒气俱旺脉洪数者，归、芍减三分之一，去参、芪。

①　年寿：望诊部位名。指眉心至鼻尖之间的部位。

若痘出不快者，其症不同，最宜分别。有痘色红紫干枯，或稠密如蚕肿，或一片不分颗粒，身热，大便秘而出不快者，此毒气郁滞，血气不流行也。用前调元化毒汤去参芪，加小川芎清之。

有痘色淡白，饮食减少，身凉手足冷，小便清，大便滑而出不快者，此气血怯弱，不能载毒出外也。用前"温中益气汤"托之。

有鼻塞、声重、咳嗽、恶寒而出不快者，风寒蔽之也，宜发散之，用加减参苏饮。

加减参苏饮

苏叶六分　人参　陈皮　小川芎　羌活　防风　荆芥各四分　桔梗　白芷　甘草各三分　冬加麻黄五分　生姜三片

同煎，带热服，但不可出汗。

或有因邪秽所触，伏陷而出不快者，其痘必痒，宜用平和汤解之，外以苍、术、红枣、沉、檀等烧之，以辟其气。

平和汤

人参　当归　桔梗　白芍　紫苏　黄芪各四分　防风白芷　甘草各三分　官桂　沉香　檀香　乳香　藿香各二分生姜一片

同煎温服。

痘正出时，有忽然传风，眼直视，牙关紧者，此调护不谨而为风邪所袭也，且勿轻用祛风峻药，宜用"姜附汤"。

姜附汤

白附子二钱　老生姜二钱，切细

二味煎浓汤灌下一二酒杯，出微汗即愈。

痘正出时，身微温而不热不寒者为佳，或热轻和缓亦无防，惟大热者可忧。若出齐发热尤可忧，其痘必稠密，必红紫，必干枯，仍用调元化毒汤去参、芪主之。

看痘出齐与否，以脚心为验。脚心有痘则出齐矣，若痘稀少者，不必拘此。

肉食不可太早，必待痘出齐而身不热，方可食猪肉，若热未退而食肉，以助火邪，必成大患。鸡肉首尾俱不可食，惟起胀时怯弱者可食，以助行浆，壮盛者亦忌之。诸鱼皆腥，牛羊皆膻，痘家最忌，并宜禁绝。

痘出齐后发起灌浆数日内调治法

报痘三日后，痘已出齐，身体温和，精神清爽，颗粒尖圆润泽，根脚红活，胸背稀疏，饮食如常，二便不涩，此顺候也，不必服药，但节饮食、避风寒、防秽气而已。

痘出齐后三日内，其时日十分紧要，其形色、症候最宜精察。盖好痘全要脓浆浓满，其次亦要六七分脓浆，方可保无虞。痘一出齐，形色显然，其脓之成与不成、足与不足，皆可逆观矣。除以上顺候，自然脓足不必服药外，其有不顺者，后必无脓，或脓少而清。急于此三日内观形察色，分别寒、热、虚、实，用药调治，以为灌脓汁，犹可及也。失此不治，多有缓不及事，而竟不成脓者矣。痘之生死，判于脓之有无。有脓则毒从外散，故生；无脓则毒留内攻，故死。是以脓满而痂厚者，上也；脓未满而痂薄者，次也。其下者，遍身俱水疱，然水疱七八分，而间有二三分脓疱者，犹可生也；其最下者，密不成颗，串为一片，而其皮下有脓浆，又或疱密而溃脓，水湿渍犹可望，生也；惟干枯无脓浆，或薄浆不满二三分者，必痒塌而死，无生意矣。是以出齐而调治，灌脓如拯溺救焚，不可缓也。

气血流畅则毒化为脓。脓之不成，其病有二：毒气炽盛，则血燥而凝，故不能运化而成脓；元气虚弱，则血寒而缩，亦不能运化而成脓。故痘色红紫干枯，或带焦黑者，毒炽而血凝者也，必不成脓，急宜清毒活血汤。痘色淡白，疱不尖圆，根无红晕者，气虚而血缩者也，必不成脓，急宜用参归鹿茸汤或千金内托散。

清毒活血汤

紫草茸　当归俱酒洗　前胡　牛蒡　木通各六分　生地黄　生白芍俱酒洗　连翘　桔梗各五分　酒炒芩连各七分甘草四分　山楂肉八分　人参三分　生黄芪八分　生姜一片

同煎，烦渴者去参芪，加麦门冬、酒炒花粉各八分。

参归鹿茸汤

鹿茸酒涂，炙去毛，勿用酥炙，恐其膻也，三钱　嫩绵黄芪

蜜炙，一钱五分　当归身酒洗，一钱五分　炙甘草六分　人参一钱二分　生姜一片　好龙眼肉三个

　　同煎，去渣，入好酒一杯，温服。

　　儿有能饮酒者，浓煎药汁与酒相半，和服亦好。虚弱未甚者，服此一二剂，其痘即转红活行浆。困倦、手足冷、饮食少者加木香三分，丁香、官桂各五分；寒战咬牙者再加官桂三分，制附子八分；泄泻者去当归，加面炒白术、酒炒白芍、白茯苓各八分，木香、丁桂各三分；另用参术散止泻方见后。托脓之剂，莫妙于此方，以鹿茸补血力峻，与草木诸补药不同。然恐鹿茸未必得，故又录千金方备用。

　　千金内托散

　　人参一钱　当归身　蜜炙黄芪各一钱五分　酒炒白芍大川芎各六分　官桂　炙甘草　山楂肉各五分　南木香　防风　白芷　炒厚朴各三分　生姜一片　龙眼肉三个

　　同煎，入好酒和服。随症加减，法同上。有用人乳和药服者，虽于灌脓有理，但人乳性凉，脾胃弱而大便滑者忌之，泄者尤忌之。

　　出齐后，当治不治则浆不行，而五陷之症作矣。五陷者，白陷、灰陷、紫陷、黑陷、血陷也。

　　痘稠密红紫而顶陷者，紫陷也，甚则转而为黑陷也。此毒热炽盛，蔽其气、凝其血而陷也，仍用前清毒活血汤治之，其随症加减法亦如之。然当其紫陷时，不过一二剂

而痘立起，其效如神，及至黑陷则受毒已深，虽用此方救治，而不活者十尝八九矣。

痘虽稠密，其色淡白，根无红晕而顶陷者，白陷也，甚则转而为灰陷也。此血气虚寒，不能运化毒气以成浆，故陷也，宜用前参归鹿茸汤或千金内托散治之，其随症加减法亦如之。

又有一种痘疮，头粒通红成血疱，而不成浆者，此气虚不能统血，而血溢妄居气位也。详见前"论气血"条，宜用参芪汤大补其气。

参芪汤

人参　蜜炙黄芪各五钱　炙甘草一钱　官桂五分　生姜一片

同煎，温服。服此疱即转白而成浆。

血疱失治，则气愈虚，而为血陷。然治之亦不外此方。血陷与紫陷相类，但血陷虽红，然淡而不紫也；紫陷属热，气粗身热。血陷属虚，气少身凉，不可不辨。

黄西丘"论五陷"，说理朦胧不明。官橃论之，尤舛错可恶。痘出齐二三日后，毒热化为脓浆，渐渐充满起顶，光滑明润，身体温和，饮食能进，小便清利，大便二三日一次，此顺候也，不必服药，但节饮食、护风寒、避秽气而已。犯五陷者治已见前，其或虽不陷顶而痘不光润，或疱虚而浆不过三四分，或虽有浆而清薄，或行脓至二三日尚不充满，此皆难以收靥①，宜用参归鹿茸汤催足其浆。

脓浆不满，鸡冠血酒亦可用。用三五年以上大雄鸡，先将好酒一杯顿温，次刺鸡冠血滴入和匀，仍顿温服之，后或燥痛一时无妨。其鸡不可杀。

又有一种出痘稠密，毒火既盛，然元气虚血气弱，津液枯竭，不能制火，以致虚火炎蒸，或烦，或渴，或咽喉痛，或鼻时出血，难任温补，痘必不能成浆结痂。大凡年长之男女，嗜欲久开，血气既耗者，多有此症，最为难治。时医见其多热候，率用清凉，如犀角地黄汤之类。不知原因血气，不能胜毒气而致有此症，今又纯用寒凉，则血气愈亏损，而毒气愈肆行，岂复有可生之理？是以此等痘症，时医治之十无一生，殊可哀怜。今特制参麦清补汤以调之。

参麦清补汤

人参八分　麦门冬去心，酒蒸，晒干，一钱二分　白花粉酒蒸，晒干　生黄芪各一钱　前胡　牛蒡各五分，炒　炙甘草生甘草各三分　酒炒白芍　生白芍各四分　当归酒洗，八分红花酒洗，三分　大川芎　生地黄酒洗，各三分　桔梗三分山楂肉五分　生姜一片　龙眼肉三个

同煎，温服。遇此症者，此药当频服。

---

① 收靥：病证名。指痘毒透尽将愈，疮面收靥。

于痘出五六日内，至七八日，若脓浆不行，亦当用前参归鹿茸汤托之黄芪生用，不必加减。若脓浆不起，则无生意矣，若有四五分脓，犹可望生。

起发灌脓，时有吐泄者，症各不同。吐有二端，吐而酸苦有声，吐讫①反快者，毒火上腾也。栀连二陈汤止之此痘色必红紫。

栀连二陈汤

黄连姜汁炒　姜汁炒栀子各五分　白茯苓八分　制半夏四分　陈皮去白　炙甘草各二分　生姜一片

同煎，缓缓服，吐止即勿服。

吐而有物无声，不酸不苦，吐讫困倦，不思饮食者，胃气损也，参砂和胃散主之方见前，此痘色必淡白。

泄有二端：泄而粪黄臭秽、小便赤涩者，毒气奔越也，痘色必红紫，加味四苓散主之。泄而粪青白滑利者，虚寒也，痘色必淡，白参术散主之。如虚滑不止，兼用七味豆蔻丸、加味四苓散。

加味四苓散

猪苓　木通各八分　泽泻　赤茯苓各七分　车前子略炒黄连　黄芩俱干炒　牛蒡子制见前，各五分　灯心一团

同煎，食前服。

---

① 讫（qì气）：完结，终了。

白参术散

白术用里白无油者，去芦，刮去皮，炒，一两　人参　白茯
苓去皮　砂仁　炙甘草去皮　薏苡仁炒热，拣净　家莲子去
心，炒　真神曲炒　山楂肉各五钱　肉豆蔻面裹煨热，去面切
细，用火纸包，打去油、诃子煨，取肉，去核　广陈皮洗净，去肋
膜，晒，各四钱　南木香三钱

以上共为极细末，每服用二钱清米饮调，食前温服。
儿有不肯服者，入稀粥内和服亦可。

七味豆蔻丸

肉豆蔻　诃子制俱同前　砂仁　南木香　白龙骨煅，各
五钱　赤石脂煅　枯白矾各七钱

面糊为丸，如绿豆大，每用清米饮下三十丸或二十
丸，量儿大小与之。儿有不能吞丸者，将丸研碎入粥内服
之，亦可。

此等丸散，治痘之家必须预制，以防虚滑泄泻。若痘
起胀或收结时，骤然泄泻不止，危在旦夕矣。然止泻用汤
药多不效，有服至异功散而不止者，惟此丸散可以止之。
惟毒热作泻者，加味四苓散一二服即可止。起胀灌脓时，
或有六七日不大便而烦闷作痛者，毒盛而秘也，用前清毒
活血汤去参、芪，加怀牛膝二钱，紫草、当归各加至二
钱，煎药熟，去渣，入生蜜半酒杯，服之。如又不通，用
前药加酒炒大黄三钱，微利之。若仍不通，用猪胆汁滴入

谷道①中即通。终不可用硝黄大下，恐下后变他症，则危矣。

身凉而汗不止者归芪汤主之。

归芪汤

当归身五钱　蜜炒黄芪三钱　酸枣仁炒，研，二钱

水煎服。有痰用白附子熟，水磨服，切不可用二陈汤，恐燥阳明，孤阳无阴，不能施化也。至收靥时，用之无妨。

浆足回水至结痂还元数日内调治法

痘出八九日，脓浆充满，颜色苍蜡②者，上也。若无他症，勿药可也。然痘出稠密而脓不甚满者，至此时饮食多减，痰液多盛，宜用养胃开痰汤。

养胃开痰汤

人参　白术　炙甘草　白茯苓　山楂肉　山药炒　家莲子去心，炒，各五分　去白陈皮　制半夏　桔梗各三分

灌脓时，忌用术、苓、半夏，恐其燥干津液，脓浆不行也。

至此将靥时可用矣。以上十味用生姜一片同煎，温服。渴者去半夏，加麦门冬去心八分、北五味研碎九粒。吐逆者加藿香、砂仁各三分。

---

① 谷道：肛门。
② 苍蜡：指颜色像蜡一样苍黄无光泽。

此时有咳逆者俗呼缊络①，胃气上越也，取真黄土，鼻边闻之立止。

此时浆满，或为寒所薄，一时痘俱紫黑，如紫葡萄色，不必惊恐，急以上好之肉桂磨汤或煎汤服之，立见如旧。有寒战咬牙者，此真气外发，而内虚寒也，宜建中汤大补之。

建中汤

人参二钱　蜜炙黄芪三钱　白术　当归身各一钱五分大川芎八分　大附子制　干姜炒带黑色　肉桂　炙甘草各一钱

丁香五分　生姜一片

同煎，温服。一服立止，甚者不过二服。收靥后寒战咬牙者，同此方调治。

或谓寒战咬牙之症，有热有寒。如痘色红紫，齐勇②焮发，身热、烦躁、作渴，大便秘，小便赤涩，脉来洪数者，热也。盖胃热则咬牙，肺热则寒战也。如痘色淡白，皮薄顶陷，身凉恶寒，大小便利，脉来沉迟者，寒也。盖胃寒则咬牙，肺寒则寒战也。此说当矣。然此症属寒者十九，属热者十一，见于七八日之前，犹间有属热者，见于七八日之后，其属热者寡矣，是以不为热者立方。

九日十日间，脓浆足而色苍蜡者，必且发热熏蒸，此回水之候也。

---

① 缊（yùn 运）络：呃逆。
② 齐勇：普遍。

盖真阳运化，其水自然消烁而收靥也。其元气不足者，则不能及时回水，而当靥不靥矣，此虚寒症也。必身凉而手足冷，须大补气血而助之收结，宜用温表调中汤。

温表调中汤

蜜炙黄芪二钱　人参　白术　白茯苓　官桂　大川芎
当归身　炙甘草炒　干姜各一钱　防风八分　白芷　丁香
附子各五分　生姜一片

同煎，温服。

其有发热蒸蒸，而靥不靥者，毒气未解也。退其热则痘自收，宜用清表解毒汤。

清表解①毒汤

地骨皮　麦门冬　酒炒花粉各八分　牛蒡子　连翘
当归各五分　猪苓　泽泻　酒炒黄芩　木通　生甘草各四分

水煎温服。

或用沙糖半酒杯，百沸汤调一碗，温服。谓之甘露回天饮，能令热退痘收，但毒盛者恐未必效。

调治吐泻，分别寒热，用药俱同前。

痘靥时，有外溃而脓水淋漓者，谓之水靥，宜用新瓦为末，筛令极细，用绢袋包扑患处。若干痂堆积不落，内

---

① 解：宽文本、文奎堂本并作"散"，康熙丙辰本、宏道堂本并作"解"。

又窨①脓，即以瓦粉用鸭蛋调敷，立收而落。

当靥时或忽然腹痛，其痛着在中脘，此热毒凝滞于血作痛也，用消毒散血汤。

消毒散血汤

牛蒡子　生白芍酒洗　桃仁炒，去皮尖，研烂　酒炒大黄各一钱　红花酒洗　没药　乳香俱用灯心同研细，煎药将熟投入，各五分

水煎，温服。一服立愈。

结痂厚实无他症者不必服药。

结痂后发热或烦渴者，当辨其虚实寒热调治。发热壮盛，胸腹、手足、头面俱热，大便秘涩，小便赤涩者，余毒盛也，即当解毒大连翘饮主之。若解毒迟，则痂落后必发痈毒。

大连翘饮

连翘　牛蒡　柴胡去芦　当归　赤芍　防风各八分　木通　车前子　荆芥　酒炒黄芩　酒炒山栀　滑石　甘草蝉蜕各五分　生姜一片

同煎，大便秘者加酒炒大黄一钱五分古方有紫草茸，若其发热稍缓，头热，面不甚热，手心脚心热，手背脚背不热，精神困倦，大小便利者，虚热也，宜用补中益气汤。

---

① 窨（yìn 印）：地下室。

补中益气汤

人参八分　蜜制黄芪一钱　白术　当归身各八分　柴胡
升麻　川芎各四分　炙甘草五分　陈皮四分

渴者加麦门冬一钱、五味子九粒、生姜一片同煎，
温服。

痂落还元后，或痂落一半后，忽然遍身大热者，余毒
欲发痈也。或手足、四肢、头项、胸背有一二处热；更甚
者，即痈之所在也。此在脓浆不满而结痂浮薄者，速收速
落者多有之，急宜用前大连翘饮以退其热。大便秘者加酒
炒大黄微利之。如热不退须连服几剂，必须热退身凉，痈
毒方可内消。

此时又有忽然头顶大痛者，余毒上攻也，或因多服热
药所致。若不急治，其毒必注于两目而目病大作矣。宜用
大连翘饮，去木通、车前、滑石，加升麻、桔梗各六分，
川芎、薄荷各四分。服数剂以解散上攻之毒，庶可免
目患。

痂落后，有精神困倦，饮食减少，胸腹头顶手足心发
热而烦渴者，内虚也，仍用补中益气汤主之。

或有虽不发热，而倦怠嗜卧，不思饮食，或手足冷，
或津液少而渴，或瘢白不红，皆内虚之候也，亦宜用补中
益气汤调治，不然恐生他症。

须知出痘多者，收结之时还元之后，五脏真气发泄
已多，一身血气耗散已甚，虽或毒气未净，而其正气独

虚，是以用凉药解毒，必须用酒炒制。其体气弱者，或时加入参芪归芎之类，以救血气，切不可因其有热症，而遂投以生三黄、生栀子、生大黄、生石膏之类。此时正气微弱，骤用寒凉峻攻，多有一投而辄毙者，戒之！戒之！

治痘之家，既谨其始，又必谨其终。盖痘之危险不测者有二：一曰毒盛，一曰体虚。当其未出之时，或三五日而速毙者，皆因毒盛也。及其结痂还元之时，或误投一药，误进一饮一食而辄毙者，皆因体虚也。然毒盛欲出不出者，能顺其势以导之出，而不妄施解毒，以阻遏拂逆之，则未必致毙。故前论再三戒谕，深为谨始者虑也。体虚者能察其虚而补养之，又防其虚而不峻攻之，则可保无虞。惟玩其收结还元，而忽易不加谨者，多致误事，故又深为谨终者警也。

备用紧要诸证方论

夹斑丹夹麻疹

痘有夹斑而出者；有红赤点而无头粒，多随出而随没；又有夹丹而出者，红赤成片，如云头而突起。此皆毒火浮游散漫于皮肤之间也。遇此者不必惊惶，但用玄参升麻汤一二剂，散其游火，其斑丹自退。

玄参升麻汤

玄参去芦　升麻去散小根,各二钱　甘草八分　防风　荆芥　牛蒡子各六分

水煎温服。

有夹麻疹而出者,用前方加桔梗、酒炒黄芩各六分,令其麻疹先退,痘疮自当起发。

倒靥

痘疮初见一二日细小,四五日渐大顶平,至六七日脚渐润顶愈平陷,其色金白,形如豆壳者,名曰倒靥。此气血大虚而浆不行也。宜用前参归鹿茸汤加官桂、白术、川芎各八分,南木香四分;大便溏泄者兼用参术散方见前。

痘痒者,表虚也。此为危疮,宜用参芪实表汤。

参芪实表汤

蜜炙黄芪一钱五分　人参一钱　炙甘草　官桂　防风　白芷各八分　当归　川芎　桔梗　厚朴各六分　南木香三分　生姜一片

同煎,温服。

一方外治痘痒,用荆芥穗为末,纸裹紧搓,糊粘纸头,令不散,仍焙干,灯上燃之,却于桌上舂①去灰,指定痒痘头,用荆芥火点痒处一下,患者自以为妙,每痒痘

---

① 舂(chōng 冲):把东西放在石臼或乳钵里捣掉皮壳或捣碎。此处指弹的动作。

悉点之，立止。

痒

痘痒必竟属虚，官橄乃谓"有气盛血热而痒者"，此无稽谬说也。又有谓因血上行气分，血味本咸，腌渍皮肉作痒，似为近理。然灰白之痘不惟气虚，而血虚亦甚矣，岂能上行而腌皮肉，而痒塌最甚，则此说亦未必然也。有秽气触犯而痒者，急烧苍术、红枣或黄茶叶以辟之，甚者内服平和汤，方见前。

表虚之痘，脓浆不满，多有痒者。其在幼儿，或儿虽长，其神气困者，必不能禁其手搔，须令其着旧软绢，衣袖长者用绢条缚其袖口，令不得抓搔为妙。如无绢衣，或作软绢袋裹儿手。亦可有一大岁女孩，其痘不正，脓浆淋漓而痒甚，曾用此法，得不搔破，其后头面亦无疤痕。若不用此法而抓破已，多从性命能保，恶疤决难免也。

痛

痘痛为实，此为吉兆。用生白芍为细末，酒调下一钱五分，立止。甚者，不过二服。

内胀

痘出齐后，有面目肿胀而痘不胀者。此血气虚弱不能拘摄，毒气以成脓，故其毒散漫妄行肉分也，此为危候。急宜大补气血，以收摄其毒，则痘灌脓，而肉胀自消矣，以参归大补汤主之。

参归大补汤

人参　当归　蜜炙黄芪各一钱二分　川芎　桔梗　山楂
肉　炙甘草各八分　防风　白芷　姜炒厚朴　紫草茸各六分
南木香三分　生姜一片

同煎，温服。

发疔

痘出齐数日后，其间有紫黑、胀硬、独大而无根晕
者，痘疔也，用四圣膏填入，或拔毒散点之。

四圣膏

珍珠　豌①豆俱烧存性　乱发灰三灰等分　冰片半分

用油胭脂点成膏。先将金银簪拨开疔口，将药填入疮
内，即转红活。不红活者不治。

拔毒散

雄黄一钱，研细

胭脂浓浸，水调，点疔头上，即时红活。

发痈

痘毒发于肌肤，而气血不能悉运化，以成脓结痂，则
有郁热不散，赤肿而成痈者。其发于未收以前者少，而发
于既收以后者多。未收以前，必脓浆少而薄者有之，若脓
浆醲②满者，无有也。既收以后，必结痂，浮薄而速结速

---

① 豌：底本为"碗"，据文奎堂本改"豌"。
② 醲（nóng 农）：同"浓"，《说文》："厚酒也。"

落者有之，若结痂厚实而缓结缓落者，无有也。此毒气发泄，尽与不尽之明验也。又有不虚而服补剂，不寒而服热剂，以致发痈者，医之误也。凡此俱大连翘饮方见前主之。但当其初发热发肿时，内外夹攻，急消散之为上。至于成脓，则幼小之儿多难堪，而在头项、胸腹、腰背者，甚险也。慎之！慎之！外治以三豆浆涂之。

三豆浆

黑豆、绿豆、赤小豆各用一合，以酸醋浸胀，捣研釀浆，时时以鹅翎刷之，红肿退去，其效如神。又方用赤小豆为细末，清水调敷，干即易之。

臭烂

痘疮原多溃烂，收结后或手足等处仍作热，臭烂出脓水不止者，生肌散掺之。

生肌散

地骨皮　黄连炒　黄柏炒　五倍子　生甘草等分，为细末

干掺之，即热退结痂而愈。其有仍作热、作脓而不即愈者，内毒未净也，仍用大连翘饮解之。

又有余毒流注各处出清水者，绵茧散掺之。

绵茧散

出蛾绵茧，不拘多少，用生明矾末填在内，烧令汁尽，成灰为末，干掺之。

衄血

痘有鼻中衄血者，毒气上冲于肺也。此其毒气外泄，亦非恶候，不必惊惶，只用发灰散或清肺汤治之，切不可峻用寒凉，如犀角、生地、山栀、生三黄之类，冰伏其血，必为大害。世人不谙此理，一遇痘疮有衄血、咽喉口舌等症，即认为实热，遽投以寒凉，冰凝血脉，以致痘疮不得成脓而变为坏症者多矣。是治末而妨其本，昧之甚者也。

发灰散

用少壮无病人乱发，不拘男女，肥皂洗净油垢气；又用温汤洗净肥皂气，焙干；量发多少，用新瓦罐一个，将发填入内，令满。净瓦片盖口，盐和泥封之，又全封瓦罐，晒干。用木炭火围罐一半，煅一灶香久，取出候冷。其灰成块，研令极细。每用二钱，童便七分、酒三分调服，立止。轻者只用灰吹鼻亦止。此方极妙，不惟可用之痘疮，凡诸血症皆可用。

清肺汤

酒炒花粉　麦门冬去心　天门冬去心、皮，酒蒸　甘草桔梗　当归酒洗，各五分　酒浸生白芍　酒炒片芩　酒洗牡丹皮　蜜炒知母各四分　生姜一片

同煎，一二服立止。如有发灰入，一钱调服，尤妙。

水疱

痘有水疱无脓者，血少不能化脓也。急宜用参归鹿茸汤方见前峻补其血。若脓疱与水疱相半者，无大妨害；如十分中有二三分脓疱者，犹有生意；惟浑身水疱，全无脓浆，则危矣。然胃气好而饮食如常者，亦可望生。但其毒气未散，须防发痈耳。

其或儿小痘多，则血气有限，不能尽成脓浆，而水疱与脓疱相间，此常理也，若无他症，不必施治。

口疮

痘有口舌生疮者，或是热毒，或是虚火，当以痘色辨之，切不可概认为实热，而纯用寒凉解毒。如痘色红涌盛者，热毒也，用清上饮主之；如痘色淡白者，虚火也，用参麦清补汤主之方见前，外用赴筵散搽之。

清上饮

薄荷　防风　甘草各四分　白粉葛　牛蒡　连翘　桔梗　酒炒芩连　酒炒花粉　麦门冬各六分　生姜一片

同煎，温服。

赴筵散

薄荷叶、黄柏各等分为细末

入青黛少许，和匀搽之。

或口舌有痘而肿碍者，痘靥自愈，不必治，治亦不效。

咽喉

痘有咽喉肿痛者，首尾俱用利咽解毒汤，外用玉锁匙吹之。

利咽解毒汤

山豆根　麦门冬各一钱　玄参　桔梗　牛蒡子各七分防风　甘草各五分　生姜一片

同煎，食后良久温服。每药一煎，分二三起缓缓服。

玉锁匙

硼砂一钱　朴硝五分　僵蚕一条　片脑①五厘

上为细末，以竹管吹之。

失声

痘有音哑者，当细辨痘色，以分顺逆。若痘色红者，行浆而音哑者，此气喉有痘也。是以外痘行浆时，内痘亦行浆，窒碍气道而音不亮也。待外痘靥则内痘亦消，而音自亮矣，此不必别加调治也。若痘色虚陷灰白而音哑者，乃血气虚弱，送毒不出，毒留于肺，肺气受伤，以致失音，此则危矣，宜参麦清补汤主之方见前，兼用千金内托散方见前。

呛水

痘有咽喉呛水者，顺逆不同，须当分辨。若痘灌脓浆

---

① 片脑：即"冰片"。

时呛水者，喉中有痘也，外痘成浆，则内痘亦成浆，壅于会厌门而呛也。盖是门乃饮食所进之处，既有所壅，则饮水必溢入气喉而发呛；若食物有渣自能咽下，不犯气道，故不呛也，待外痘靥则内自痊，不药而愈矣。然此虽呛水，其喉不甚痛也。若痘未行浆而喉先呛水，此则毒气壅塞，其喉必痛，宜用前治咽喉方治之。

小便不利

痘有小便赤涩者，用导赤散。

导赤散

木通　赤茯苓去皮　麦门冬各八分　车前子微炒　生地黄各四分　甘草　人参各二分　灯心一团，如龙眼大

同煎，饥时服。

患眼

痘毒入眼，有赤肿而痛不能开者，有翳膜遮蔽而不能视者，自古方书所论及，俗说所传，皆以为痘疮入眼，而不知此非有形之疮，乃无形之毒也。其遮睛之翳，有似痘疮，而实非也。盖有形之疮，发于咽喉者有之，发于口舌者有之，然皆外疮，起胀时内疮亦盛，外疮收靥时内疮亦消。惟入眼之毒，必作于收靥之时，或还元之后，与咽喉口舌之痘迥异，此以知其非有形之疮也。盖眼者，五脏气血之精华也，痘毒之郁滞于肌肤者，为痈为疖，而其留滞于精华者，则发为眼患矣。

毒已留于气血精华之分，则其受病也深。故患此者，当从容调治，收功于数十剂之后，切不可鲁莽躁率，责效于数剂之间，何也？痘后之人，元气已弱，受毒又深，而其毒火发露在表，又在至高之位，若骤用寒凉峻，攻其里而疏利其下，则既伤其元气，又拂逆其病势，未有不至于丧明者，且或生他症，而为大患者多矣。须用清毒拨翳汤从容调治，使其毒气渐退，而元气不损，此万不失一之术也。又忌用寒凉之药点洗，亦多致失明。

清毒拨翳汤

酒炒黄连　当归酒洗　天花粉酒蒸　牛蒡子　草决明桔梗　甘草　白蒺藜炒，碾去刺，各五分　真甘菊花　密蒙花　谷精草　川木贼　白粉葛各四分　川芎　羌活　柴胡防风　薄荷　生地黄　酒炒山栀各三分　生姜一片

同煎，食后良久服。大便秘涩者加酒炒大黄一钱五分，服一二剂后仍去之。此方毒轻者，不满十剂而愈，毒重者服数十剂，然后可获全效。

附痘疹或问六条①

或问曰：事贵预防，医治未病。古人立预解痘毒之方，或解之于平时，或解之于临时，其方何啻②数百。予

---

① 附痘疹或问六条：底本作"附或问六条"；据康熙丙辰本改"痘疹或问六条"。
② 啻（chì 赤）：只。

何以知痘毒不可预解，而不载一方也。曰：以其理知之，又验其事而知之也。盖痘毒禀受于胚胎，而潜伏于五脏，或数年而后发，或十数年而后发，或数十年而后发。当其未发时，深藏潜伏，声臭俱泯，于何而解之？彼无声臭之毒，又岂有形质有气味之药所能解散，且用药攻病，犹如用兵诛寇，故必执兵持竿然后可以寇诛之。当闾阎①无事时，虽有奸豪潜伏其中，而不执兵、不持竿，谁能识其为寇而诛之？今预解痘毒于声臭俱泯之时，得无类是乎？此以理知其不能解也。予妇产男女十人皆已出痘，前六人多用预解痘毒之方，而出痘反有极多者，后四人不用此方，而出痘极少，皆勿药自愈矣。此可验。痘毒轻复位于禀受之初，而不能预解也。然服解毒药于平时，虽无益犹无害也。至于临时解毒，则有反害者矣。每见富贵之家，父母珍爱其子，一闻邻家出痘，则多服解毒之药，以致损儿胃气者有之。或儿已发热将出痘，而多服解毒药，以郁遏其毒气者有之。犯此二者，所谓无益而又害之者也。以是知解之于临时者尤不可也。

或问曰：子立论折诸家之衷，若刘河间、钱仲阳、张洁古、王海藏、陈文中等皆古名医，子议其失，犹之可也。至于朱丹溪集医道之大成，而子亦议其未尽痘家之妙，何也？

---

① 闾（lǘ驴）阎：泛指平民老百姓。闾指门户、人家，古代以二十五家为闾；阎指里巷的门。

曰：丹溪之医，诚精矣。子谓其足以尽医家之妙乎？又足以尽痘家之妙乎？且医之为道，精微广大，亦难言矣。自古名医虽各有精微，然亦多有讹谬，如王叔和著《脉诀》论五脏六腑，谓三焦无状，空有名，寄在胸中膈相应。夫三焦者，右肾命门之腑也，男以藏精，女以系胞，若其无形状，何以藏系？若其寄在胸膈，何以为右肾之腑而脉络独属之右尺也？此其说大谬矣。夫叔和明医，岂无精妙，而错论脏腑，大失古人之意。有如此者，后人宗其讹谬，习焉不察。至宋张季明著《医说》始论其谬，其言有理有据，然世竟宗叔和之谬，而莫知有季明之辨也。如此之类，何可枚举。若刘河间等之治痘而专用寒凉解毒，则又宗《内经》"诸疮疡"属心火之言，而失其意者也。盖《内经》此言，为诸疮发也，非为痘疮发也，痘疮与诸疮大不同者也。且黄帝委幼小于不知，其于痘疮已置之勿论矣。而刘河间、钱仲阳辈乃宗其论诸疮之言，以治痘疮，此何异行车于水而推舟于陆也，讹谬甚矣。丹溪又宗刘、钱而不能正其谬者也，何以能尽痘家之妙也。

或问曰：古人治痘，一以解毒为主，至丹溪揭"解毒、和中、安表"六字，论者以为精当之极。大略谓痘未出而能解毒，则可以使痘出稀少；痘既出而能解毒，则可免溃烂、发痛、发疔、入眼等患，此岂不深有至理？而子独极言解毒之害，而谆谆以妄解毒为戒。此其为说，未之前闻，不亦过高而骇众乎？曰：此痘家第一精深微妙之理。古今高明之士，皆迷而不悟，是以徒知解毒之利而不知解毒之害也。虽丹溪"解毒、和中、安表"之说，亦欠分晓。盖揭"解毒"二字于"和中、安表"之上，后人执而用之，多致误事。以丹溪之明，而见不及此，况其下焉者乎？盖痘毒久伏于五脏，一旦触动而勃发，其勇悍猛烈之势，断不可御遏，又何可解散？智者惟顺其势，以导之出外而已。昧者当其欲出未出时，而遽投以解毒药，则拂逆其势，岂惟不能解散，而适以逼之，返戈内攻，宜其祸不旋踵也。故多有痘才见数点，而儿已毙者，则亦惨矣。近日每见富贵之家，极珍爱其子者，多罹此祸。然而病家与医家终不误其失，且曰：此痘最恶，吾先为之解毒。犹不能救，况不解毒乎？噫！迷亦甚矣。独不思使其不遽用解毒药，以逼毒内攻，则毒出外而内自安；何遽至于毙？纵其痘出，或稠密，或红紫，或干枯，犹可从容调治，孰与未见痘而速死之惨乎？是以痘未出之前，除升发微汗一剂外，凡攻里、清表、寒凉、解毒之剂，当一切禁之，如砒、巴勿令入口可也。古人谓不可汗、下，亦是此理，惜其语焉而不详也。丹溪亦戒妄汗、妄下，庶几不失古人之意矣，然又教人用犀角地黄汤之类。是徒知汗下之害，而不知当此欲出未出之时，不必汗下而后为害，即多用清凉，如犀角、生地之类，亦能遏毒内攻而致害也。惟人参败毒散能宣发毒气出外，犹无害耳。若胡氏辈率其愚臆谬见，而妄谓非汗则表热不解，非下则里热不解；汗下以解表里，则痘出稀而必无逆症，而后之愚儒若官樾辈，又从而敷衍其说，使世人不察而误用之，以致儿童之罹此而夭折者，不可胜计，祸亦大矣。予欲救其祸，安得不详辨以破其迷也？至于痘既出之后，则有不必解毒者，有不可解毒者，有不可专解毒而必兼补养者，有可以专解毒而不必兼补养者。不必解毒与不可解毒者，前说辨之详矣，若其痘出稠密、紫暗、干枯，而不起发、不灌脓者，此毒气盛而血气弱者也。或先用清凉药解散其毒气，而随以补血气药助其行浆，或于解毒药中兼活血、养血、扶元气药可也，此则所谓不可专解毒而必兼补养者也。丹溪所谓"解毒、和中、安表"者，惟用之于此，为适当乎。若其痘出稠密、涌盛、红紫凸绽而润泽，然而口渴、喜饮、善饥喜食、烦躁不安、大便久秘、小便赤涩，此则可以专用清凉解药，不必复兼补养者也。大略既出以后、未收以前，可以专解毒者，惟此一症，以其血气与毒气俱盛耳。然儿童出痘多者真气发泄，血气难支，多致虚弱，恐血气、毒气俱盛者，百中一二耳，专主解毒者，错谬不亦多乎？惟收结后，觉有余毒，则急宜解散，不可少缓，缓则恐发痈患眼也。

或问曰：昔人治痘，先辨生死，其症逆而必死者，或作为歌诀，或著为图说，戒人不必施治，若妄治则反招怨尤。子独不分别逆症，而一概为之立方说法，何也？曰：彼以医之心立法，而吾以父母之心立法也。世之出痘者，孰非人子乎？父母之于子，忍度其必死而不为之救治乎？况病症虽有顺逆，而治法岂无工拙。彼前人思之未精，治之未尽其妙，多以可治之症认为必不可治，而一概教后人弃而勿治，此非仁人之心也，予甚恶其说，是以必矫其失。然非徒以空言矫之也，每于前人所指必不可治之症，十尝活其五六，又未尝不咎前人之疏于立法而轻于立言也，是以不忍不为之，死里求生也。其或有求其生而不得，吾未如之何者，然后于好生之心无忝①矣。

或问曰：古人立方，用大灵丹、无比散、小无比散、独圣散、大成散、人牙散、返灵丹、龙虎丹之类，皆相传以为治痘妙方，而子俱不取用，何也？曰：痘疮，一以血气为主。其顺者，血气能胜毒气者也。其险而不顺者，皆血气不能胜毒气者也。治痘者当视血气强弱而酌其宜，以解毒气乃为稳当，以上诸方皆用金石脑麝等悍猛之药以劫散毒气，而损伤元气殆甚。用之于元气厚者，或可以偶中而获效，用之于元气弱者，一不中而万有于败矣。前人传用其方，盖计其效而不计其败者也。予所以不取用者，恐未得其效而反受其败也。惟热毒入心经而狂躁，不知人事者，猪尾膏可间用之，而虚弱者仍忌用也。今录其方于后。

———

① 忝（tiǎn 舔）：有愧。

猪尾膏

冰片一分五厘　刺猪尾血一钱，同研

温酒调下。

或问曰：子之著论立方，自以为得之透悟，前无古人，后无今人矣。子固得心应手，随试辄效矣。不识依子之术者，亦能如子之妙应否乎？

曰：此则难言之也。予惟精思透悟、善通古人之意，而妙用吾心之神，故每能转祸为福，起死回生也。后有能通吾意者，其神妙出吾之右可也。若不能然，则未可必也，何者？得心应手之妙，不可以形之于言而笔之于书也。予盖久精此术而不轻于着书，亦为其有不可以言传者耳。至于近时，历睹世人治痘之迷谬，而儿童多遭夭折之祸，故亟为是编以正之，虽未必能授意传神，而亦可以醒迷救祸也。

附治痘医案十一条

予第四儿生四十日即出痘。其初，头上并身上不过三五点，儿身不甚热，饮乳如常。看者皆谓此儿痘极少，当不满百粒。予以为未必然，即令禁风调理。再越二日而遍身出痘甚多，头上、胸腹、腰背、手足俱稠密之甚，至于额上、面上及阴囊等处俱一片纯红，不分颗粒，脐内痘甚多，脐因肿大突出，舌上痘亦多，形如白米脓浆，布置满舌。看者皆以为儿小痘多，又有不顺诸症，此必不可为矣。

予见其痘出红活，又颇能饮乳，以为尚可调治，虑其血气难支，因以人参、黄芪、熟甘草煎浓汁，时与乳相间服之，以助其灌脓起胀。至于五六日后，其头上之痘多有脓浆，而间有水疱，至于身上及手足，则水疱大半而脓疱仅小半耳。予以为儿小而血气有限，其理宜然，不足忧也，独忧其额上、面上一片纯红者，无一点脓浆，以为必得皮下有脓而后毒气可散，仍时以参、芪、甘草汁与之，以助其灌脓。至于第七日一更时分，额上纯红者忽有一二处转黑色，予见之而大惊，先大人亦见之而大惊，以为此毒盛而将变逆症也。然察儿精神与饮乳，则又未见困惫，是夜三更时，见其阴囊亦转黑结痂，予因悟而喜曰："此非恶候，乃痘欲收而结痂也。"缘儿小而血气易于周流，是以七日后即收靥，不可拘以九日常期也。果而第八日寅卯时分，自上至下遍身俱结痂，至晚而结完。第九日自上至下遍身俱落痂，至晚而落完。痂落完后，遍身复发大热，予曰："此痘毒未能尽发，是以速收、速落，而复发热如此，盖余毒盛而欲发痈也，急宜解毒。"因以大连翘饮浓煎汁，每用半酒杯以茶匙缓缓挑服之，凡一日一夜服至三酒杯，而热退身凉可无痈患矣。其鼻上痂落一层又结一层，封闭鼻气不得出，因以蜜润其痂，用银耳①挖挑开

---

① 银耳：银制的耳勺。

鼻孔以出其气，其一片纯红处痂虽落而脓水未干，以黄柏、黄连、甘草、地骨皮、五倍子为细末，糁①之而愈。其阴囊流清水数日不愈，诸药不效，用绵茧散糁之而愈。夫以此极小之儿、极多之痘、极危之症而随症用药，其应如神，立起回生，其效甚大，已试之明验，章章可睹矣。而古人之著书，与世人之治痘，一遇小儿痘多、穿脐、纯红、水疱等症，即药而不治，不亦大误矣乎。生灵夭死，何可胜计也？虽往者不可如何，而来者犹及救也。有司命之责者，怀慈幼之仁者，急宜知之。

予次女六岁出痘，发热甚缓，至二日而面与手微有痘影数点，热至第四日而痘影仍是数点，且带白色，但困倦、嗜卧、不思饮食。时医视之，谓其痘疮轻少，不满百粒。予心疑之，以为若痘不满百，其儿当精神清爽，饮食如常；今困倦、嗜卧、不思饮食而痘影淡白，此其痘不少，因血气虚弱送毒气不出故也。因以温中益气汤方见前托之，服一剂而皮下红点隐隐欲出者甚多，服二剂而痘出大半，一日一夜连服四剂，而遍身出齐稠密之甚。缘此女未出痘数日前，曾患发热、呕吐，稍伤胃气，是以血气弱而送痘不出，必待温中托里而后痘出也。其时有一婢与之同日发热，其困倦、嗜卧、不思饮食、痘影淡白等症，一一与之相类，但此婢数月前曾经出赤痘，遍体稠密，其父

---

① 糁（shēn 申）：谷类制成的小渣。依文义，此当为名词作动词用，义同"撒"。

母误认以为已经出痘，遂谓前症不是痘疮，勿令服药，但时以苋菜汤及粥食与之而已。至于第六日忽然变症，痰涌、直视，须臾而死，此痘不得出而内攻之祸也。藉令予女不余第四日用药托出痘毒，而延至第六日，不与此婢同毙乎？以此知治痘于当出不出之时，若不能察其虚实而逐之出外，其不测之变甚可畏也。

予妹年二十三岁，有娠三四月，夜间偶为盗贼所惊，因归宁①到家不数日而半产。又不数日而发热，二日而痘出颇多，至四五日而痘出齐稠密可忧，又兼呕吐，痘色淡白。诸医见其禀气怯弱，半产亏损，痘出又多，皆不敢施治。予曰："岂有坐而待毙者乎？"因以参、术、陈皮等安和胃气，止其呕吐，而痘色亦略转红活。予喜曰："此可温补而调治也。"因以参、芪、芎、归、炙草、官桂、丁香、木香等大补剂屡投之，每服补剂后其痘色辄转红活，若半日不服药则又转而淡白，予因一日一夜必投以两大剂。至于痘正灌脓时，闻其血路②尚未净，予曰："此注漏卮③也。"急于前补剂中去官桂、木香，加炒黑干姜、蜜炒升麻、柴胡各一钱二分，阿胶、艾叶各八分，服二剂而血

---

① 归宁：古时流传下来的礼俗，又可称为做客、返外家（闽南语用法），是指夫妻携礼前往女方家里省亲、探访。

② 血路：指产后恶露。

③ 漏卮（zhī 栀）：卮原本作卮，古代盛酒的器皿。《淮南子·氾论训》："今夫溜水足以溢壶榼，而江河不能实漏卮。"漏卮难满为成语，渗漏的酒器难于盛满。漏卮，文中引喻漏下之证。

路立止。乃除此五味，依前补剂频频投之，其脓浆渐渐充满，至二十余日而后收靥获安。后又患眼肿翳颇甚，服清毒发翳汤方见前，数十剂而愈。当其服大补剂时，每剂用参、芪各三钱，丁、桂各一钱，他药多寡称是，前后二十日服过四十余剂。遇此极虚之症，若不用此峻补之药，其能拯危为安乎，而区区常格何足拘乎。

一表弟年十五，出痘遍身稠密，至八九日当灌脓时，其痘粒粒陷入成窝。诸医用木香、异功等药治之，其陷伏愈甚，惟有待毙而已。予往视之，见其痘色红紫而体气颇旺，予曰："此非虚弱，乃毒气壅蔽血气，是以陷伏不行浆也。"因以清毒活血汤方见前与之。辰时投一剂，至午时而陷伏立起，再投一剂而脓浆充满，不必服药矣。及至将靥时又发热，蒸蒸不靥，投以回天甘露饮方见前，而收靥获安。

一表弟年四岁出痘，至八九日，当灌脓时尚无一点脓浆，然其痘色红紫，予知其毒盛血热，是以浆滞不行，亦以清毒活血汤与之，服完一剂而脓浆即日充满，竟获全安。

一表弟年十三，出痘，身热三四日后，痘出隐隐数点，忽然惊狂谵语，欲走出外。医欲以凉药解毒，其家疑而请予视之，予诊其脉缓弱，而察其痘色淡白，予曰："此其症虽似阳，然因血气弱而送毒不出，故发狂谵也。"因投以"温中益气汤"一剂，而痘出遍身，狂谵自解，精神清爽，不必服药矣。

予妻弟年十八出痘，痘甚稠密，既已收结而烦闷不食，口鼻时微有血，危困之甚，予妻兄治之，以为症不可为矣。予视其症，知其元气虽弱而毒气壅盛未解也。治以酒炒芩连、酒洗归芍、前胡、桔梗、牛蒡、连翘、木通、紫草之类，服二剂而精神清爽，能进饮食，可保无虞矣。予因戒令，且勿服药，归而语予妇曰："汝兄暗于理而莽于医，彼见吾治汝弟以清凉取效，必将执泥其方而施与不当用者，不知将谁受其害也。"已而越数日，妻弟痘痂尚未落尽而眼欲赤肿，妻兄果谓其热毒盛而可用清凉也，遂投以生三黄、生栀子、生石膏等大寒之剂。午前才投一剂，午后忽然变症，须臾死矣。切虑其将执方以误他人，不虞其即以杀其弟也。嗟乎！同一清凉之药同用之一人之身，用得其宜则可以生之，用失其宜则可以杀之，用药者可以弗精、弗慎乎哉？

一表侄孙年十岁出痘，痘极稠密而颈项甚多，俗谓之"锁颈痘"，又有暴胀痘数粒在各处，谓之"贼痘"。又其痘初出带紫黑色，诸医技穷，束手以为断不可治之症也。其家星夜请予视之，予至时其痘已出六日有余，正当灌脓之时而尚无些少脓浆。医者因其儿体气素强，又有贼痘等，疑尚以解毒药与之。予曰："此但得灌脓充满则可生，何必拘以锁颈与贼痘为疑也。且到此灌脓时，又何可解毒也？"其儿素骄，不肯服药而喜饮酒，予曰："此时正宜于饮酒，可因之以为用。"遂制参归鹿茸汤方见前一大剂，令其浓煎汁，而以好酒相半和匀，与儿频频饮之。自先日申时分起至次日辰时分服完一剂，视其头面各处，痘疮已灌脓浆大半矣。是日午刻，忽然溏泄二次，知其内虚而脾弱也，因制参术散方见前投稀粥内，服二三钱而泄立止，后再服参归鹿茸汤一剂，而脓浆克满矣。收靥后余毒颇盛，大便秘涩，用大连翘饮加酒炒大黄一钱二分，服数剂而安。

一族侄年四岁出痘，其痘正起胀时，泄泻大作，医投以参、术、诃、蔻之类，竟不能止，势甚危急，予以参术散方见前投之，服数次约有五六钱许，而泄立止，因以获安。

一幼儿年三岁出痘将靥，时泄不止，诸药不效。予以七味豆蔻丸数十粒与之，亦不能止，其丸从大便中泄出，予知其虚滑甚也，仍以豆蔻丸数十粒，教令以米饮浸软，研烂如泥，和粥少许食之，其泄立止，痘靥而安。予用此二方以止痘中虚寒泄泻，起危救困不可胜计，姑举一二，以概其余。

一幼女年六岁出痘，其痘虚弱，先服补药已多。至于痘，已结痂而忽然泄不止，投以异功散加诃、蔻亦不止，医将以七味豆蔻丸与之。予因思此女一向服补药，何以一旦虚滑若是？因审其大便时多努力，目所泄粪又少而色黄，此必毒气流注而泄也。因以加味四苓散方见前与之，一服而泄止。后因其大便涩滞，复加入槟榔、青皮、炒枳壳等药，数剂而安。予用加味四苓散治痘中热毒泄，取效甚多，姑举一以概其余。

附麻疹

麻疹形如沙痘，疹形如豆，皆象其形而名之也。麻痘俱胎毒，而痘出五脏，脏属阴，阴主闭藏，其毒深而难散。麻出六腑，腑属阳，阳主发散，其毒浅而易散。脏阴多虚寒，故痘可温补；腑阳多实热，故麻宜解散。然麻虽属腑，而其热毒之气上蒸于肺，肺主皮毛，实受其毒，是以发热之初，虽似伤寒而肺家见症独多，咳嗽、喷嚏、鼻流清涕、眼泡肿、眼泪汪汪、面肿腮赤是也。

治之之法，惟在宣发，其毒以尽出之于外，虽红肿之甚，状如漆疮，亦不足虑。以其既发于外即可免内攻，不若痘家之必顾其收结也。此症若调治得法，十可十全。而调治失宜，则杀人亦如反掌。

盖麻疹有所大忌，病家犯其所忌，则至于杀人，医家犯其所忌，亦至于杀人也。其所忌不同，皆忌闭塞其毒，不得发泄也。今先标四大忌于前，令人勿犯，然后制方于其后。

四大忌

一忌荤腥生冷风寒

出麻疹时大忌食荤腥，食生冷，冒犯风寒，皆能使皮肤闭塞，毒气抑郁而内攻也。

一忌骤用寒凉

初发热时，最忌骤用寒凉，以冰毒使毒气抑遏不得出，则成内攻之患。而昔人谓天气暄热，宜用辛凉发之，如黄连解毒汤之类。不知天时暑热之气，岂寒凉之药所能解？今骤用寒凉，恐不足以解外热，而适足以阻内热使不得出也。曾见有一宦家艰子，得一男子甫一岁，出麻发热，麻未见形而发搐。医误认为急惊而用凉药攻之，遂令麻毒隐隐在皮下不出。后医以滋阴为主而用四物等药，亦不能救。烦闷、声哑至旬日而死，此可以知凉药冰毒之害矣。今因天热而骤用寒凉，岂理也哉。

一忌多用辛热

初发热时，最忌多用辛热以助毒，如桂枝、麻黄、羌活之类，能使毒壅蔽而不得出，亦致内攻之患。而昔人谓天气大寒，宜用辛热如桂枝汤之类发之。不知天气大寒只宜置之燠室①，谨避风寒可也。且天气虽寒而人身之热毒未必减也，而多用辛热，岂理也哉。

一忌用补涩

麻出之时多有自利不止者，其毒亦因利而散，此殊无妨。如泄利过甚，则以加味四苓散与之方见痘泄条，切忌用参、术、诃、蔻补涩之药。重则令腹胀、喘满而不可救，

---

① 燠（yù浴）室：温暖的居室。

轻则变为休息痢，戒之。

初发热，欲出未出时宜用宣毒发表汤。

宣毒发表汤

升麻　白粉葛各八分　防风去芦　桔梗各五分　荆芥
薄荷　甘草各三分　牛蒡子炒香，研细　连翘去心蒂，研碎
前胡　枳壳炒　木通　淡竹叶各六分

天气大热加黄芩炒八分；大寒加麻黄蜜炒八分。

麻已出而红肿太甚宜用化毒清表汤。

化毒清表汤

牛蒡子制同前　连翘　天花粉　地骨皮　黄连　黄芩
山栀炒　知母　干葛玄参各八分　桔梗　前胡　木通各六分
甘草　薄荷　防风各三分

口渴加麦门冬去心，一钱　白石膏三钱，煅，研　大便涩
加酒炒大黄一钱二分。

有毒气流注而成痢者，宜用清热导滞汤。

清热导滞汤

黄连　条芩　白芍　炒枳壳　山楂肉各一钱　厚朴去
皮，姜汁炒　青皮　槟榔各六分　当归　甘草　牛蒡子　连
翘各五分

红多者加红花三分、地榆五分；秘涩甚者加酒炒大黄
一钱二分。

附古今治痘要方①

清②神解毒汤

当归梢　生地黄　红花　牡丹皮　桔梗　赤芍药　大腹皮洗极净，姜汁拌，晒　木通　连翘去心蒂，碾碎　小川芎各五分

此方以凉血、行血为主，而佐以桔梗、川芎，有开提发散之义；引以大腹、木通，有疏利之能；臣以连翘、牡丹皮，有清解之良。视古方纯用寒凉、冰伏热毒者大不同。痘已出未出二三日间，烦闷燥渴，小便赤涩，睡卧不宁者，可用之。此方可与初发热条败毒和中散参用。

九味神功散

人参　黄芪　甘草　牛蒡子　红花　前胡　生地黄紫草茸　白芍各等分

水煎服。此方初出而稠密、红紫或带焦黑色者可用。

荆防解毒汤

防风去芦　荆芥穗　升麻各四分　酒炒黄芩　酒炒黄柏玄参　牛蒡子炒，研，各六分

水煎服。此方治痘夹斑、夹麻、夹丹者俱可用。

---

① 附古今治痘要方：康熙丙辰本和宏道堂本并作"再附古今治痘要方"，万历本、宽文本、文奎堂本并作"附古今治痘要方"。

② 清：万历本、康熙丙辰本并作"清"；宽文本、文奎堂本和清宏道堂本并作"十"。

四圣散

紫草　黄芪　甘草　木通各一钱

水煎服。

鼠粘子汤牛蒡子即鼠粘子

牛蒡子炒研　当归身　炙甘草　柴胡　连翘　酒炒黄
芩　黄芪　地骨皮各等分

水煎服，此方痘稠身热不退者宜用。

保元汤

黄芪三钱　人参　甘草各一钱　老生姜二片　大枣一枚
去核

同煎。有热者黄芪、甘草生用；虚者黄芪蜜炙、甘草炒
熟，更加官桂五分。

异功散痘灰白痒塌、咬牙寒战、泄泻腹胀宜用此方

人参　白术　茯苓　当归　陈皮　厚朴姜炒　制半夏
木香　丁香　肉桂面裹微热去面　制附子　官桂

加姜枣水煎服。

木香散

南木香临时用酒磨入药　大腹皮黑豆汁洗净用　人参　赤
茯苓去皮　前胡　青皮去穰炒　半夏姜汤泡洗七次　丁香　甘
草　诃子肉　官桂各三分　生姜三片　枣一枚，去核

同煎。

回生丹痘灰白、虚寒吐泻、手足冷者可用此方以应急

丁香九枚　干姜一钱

水煎服

八正散小便涩秘，服导赤散不效者用此方

赤茯苓　瞿麦　萹蓄　车前子　山栀仁　木通各八分 滑石末两钱　甘草四分　灯心一团

水两盅，煎至一盅，食前服。热盛大便亦秘者加大黄 一钱。

无价散黑陷欲死者，用此方以应急

用无病小儿粪阴干，将倾银罐二个上下合定，盐泥 固，煅通红取出为末，蜜水调服一钱一方加麝香、冰片少许。

辰砂益元散治痘热毒太甚、狂言燥渴、欲饮水者

滑石六两，飞过　甘草末一两　辰砂二钱，飞过

上和匀，每服小儿一钱，大人二钱，灯心汤下。

是编治痘诸方，多随症立法，而不拘于见成，而以 上十二方，皆古今治痘之最要者，因附录于后，以备 参用。

附纸捻照法①

用学书竹纸或烧钱草纸烘干，做捻子如小指大，蘸清 油于灯上，往来熏炽，令纸条无泡不爆咤②。又饱蘸油略 熏炽，令油无泡，即点捻子。将患者房内窗门闭，令黑

---

① 附纸捻照法：宽文本、文奎堂本并作"纸捻照法"。捻，用手指搓成 条状物。

② 爆咤（zhà 炸）：即爆炸。

六〇

暗，看其左颧有何色点，右颧有何色点，中庭有何色点。观两颧，宜以捻子在两耳边，及鼻边，平照观中庭宜以捻子在两目角边，平照看其皮中。历历可指，是赤、是紫、是块、是点，晓然明白。若是麻疹则浮于皮外，肉内无根；若是痘疹，根在肉内，极深。若以捻子当颧及中庭正照，则黯而不见。捻子有灰即掐去令明，如此照之，病情在内者可以预见，若以天日光观之，亦不见矣。

附痘疹避忌

避秽气

腋下狐臭气，房中淫液气，行远劳汗气，沟粪浊恶气，妇人经候气，诸疮腥臭气，硫磺蚊烟气，误烧头发气，吹灭灯烛气，柴烟鱼骨气，葱蒜韭薤气，煎炒油烟气，醉酒荤腥气，麝香燥秽气。

守禁忌

生人往来，詈①骂呼怒，对梳头，对搔痒，勿扫地，勿对荒②言，勿使僧道师巫入房，勿对饮食调乐。

以上诸避忌，谨之则重可变轻，不谨则轻变重矣。

---

① 詈（lì）：骂。
② 荒：万历本、宽文本、文奎堂本并作"荒"，疑为"谎"字误。

附幼儿杂症方论

幼儿之病，自痘疹而外，若惊、疳、吐、泄等症，关系安危最重。予平生经验调治，颇有得其穷妙者，兹因痘书既成，而附刻方论于后以备用。慈幼者阅是编而几乎全矣。

急惊风古谓之阳痫

急惊之候，身热、面赤、搐搦、上视、牙关紧硬、口鼻中气热、痰涎潮壅，忽然而发，发过容色如故。有偶因惊吓而发者，有不因惊吓而发者。然多是身先有热而后发惊搐，未有身凉而发者也，此阳证也。盖热盛生痰，痰盛生惊生风，宜用凉剂以除其热而化其痰，则惊风自除矣；切不可用辛燥等驱风药，反助心火而为害也。当其搐搦大作时，但可扶持，不可把捉，恐风痰流入经络，或至手足拘挛也。又不可惊惶失措，辄用艾火灸之，灯火烧之；此阳证大不宜于火攻。曾见有用火攻而坏事者矣。戒之！戒之！此证虽急，若从容服清凉之剂调理，自可平安，不可听信时医，峻用攻击，如巴豆、轻粉之类以取速效，伤害不小。古谚云："急惊风，慢慢医。"此迩言①之切，当而可用者也。急惊有八候，不可不知，搐、搦、掣、颤、反、引、窜、视是也。搐者两手伸缩，搦者十指开合，掣

---

① 迩（ěr 尔）言：浅近之言；常人之语。

者势如相扑，颤者头偏不正，反者身仰向后，引者臂若开弓，窜者目直似怒，视者睛露不活，是谓八候也。身仰向后即所谓角弓反张也。又有一证，欲出痘疹，先身热惊跳，或发搐搦者，此似惊风而非惊风也，最宜辨认。当服发散药，切不可误作惊风治之，说见"痘疹初发热"条，须审查虚实寒热治之。

清热镇惊汤

连翘去心蒂，研碎　柴胡　地骨皮　龙胆草　钩藤　黄连　山栀仁炒黑　片芩酒炒　麦门冬去心　木通　赤茯苓去皮　车前子　陈枳实炒，各四分　甘草　薄荷各二分　滑石细末八分　灯心一团　淡竹叶三片

水一茶盅零五分，煎至七分温服，儿小分作数次服。

加减凉膈散

连翘　片芩　山栀仁炒　枳实炒　前胡各五分　大黄酒一钱，炒　薄荷　甘草各二分

水一盅，煎五分。三岁以下者分二三次服之，微利一二次，痰热自退。若已通利，则不必尽剂。

宣风散

陈皮去白，为末　槟榔末各五钱　甘草末二钱五分　黑牵牛四两半，生姜炒，取头末，一两二钱五分

以上四末和匀，一岁以下服三分，二岁以上服五分，五岁以上服七分，俱用蜜汤调服，微利一二次为妙，服前方而痰热未除者，后二方随用一方微利之，若前方已效，

则后二方不必服。辰砂益元散、抱龙丸、牛黄丸等药急惊俱可用，若慢惊切不可用之。

慢惊风古谓之阴痫

慢惊之候，多因吐泻，或因久泻，或因久疟而得之。身冷，面或白或黄，不甚搐搦，目微微上视，口鼻中气寒，大小便清白，昏睡露睛，筋脉拘挛，俗谓之天吊风。盖由脾土极虚，中气不足，故寒痰壅盛而风动筋急也。此险证也，亦危证也。急宜温中补脾则风痰自退，盖治木即所以治标，全不必治风、治惊，彼①川蜈蚣、全蝎、辰砂、牛黄等药，皆误也。

有所谓慢脾风者，即慢惊失治而甚者耳。其实难大分别，亦不必别立治法。

温中补脾汤

白术一钱二分，用里白无油者，去芦，去皮，炒　制半夏七分　黄芪蜜炙　人参各八分　白茯苓　白豆蔻仁研　干姜炒　砂仁研，各五分　官桂　陈皮　甘草炙　白芍酒炒，各四分

觉虚寒甚者加熟附子五分、老生姜一片、大枣一枚去核，水二茶盅，煎八分温服。

儿小者分数次服，必得肢体温和，风除神爽，方可止服。遇此症服此药，不至于迟缓过时，其效如神，立起回生矣。而昔人谓慢惊为九死一生之症，何也？得非调治错

① 彼：指其方中。

误而然乎？

慢惊因吐泻而得者最多，其病势最危急。余第二儿禀气颇旺，甫一岁时因脾胃受寒而泄，小便不利。有一幼科老医姓蔡者，予家素信用之，其时予尚未精医也，因召蔡治之。蔡用四苓散加木通、车前以分利小便不效。第二日加琥珀磨服亦不效。第三日又少加炒黄连服，不知其泻原因感寒，而服分利清凉药太多，遂致脾胃虚寒。第三日申刻后，不惟泄不止而又增呕吐矣，每饮乳辄吐。至一更初即转慢惊，目上视，手微搐，身冷昏睡，举家惊惶。予同先大人检方，以钱氏益黄散与之，才投药下咽即吐，因以茶匙每次只挑二三匙，少停又挑与之，然积至二三次又尽吐出，举家相顾，骇愕以为吐不受药，不可如何，危急甚矣！予因思此必脾胃虚寒，胸膈胃口有寒痰，是以拒药不受，惟用辛热或可以冲开之。因用人参、黄芪、白术各一钱，干姜、白蔻、砂仁各八分，官桂、陈皮、半夏、炙草、白苓各六分，加姜枣浓煎，以一酒杯骤灌之，其药下咽，即受而不吐，举家大喜。因渐渐连服此药二剂，而吐泻立止，惊搐等症悉除。但至次日眼皮犹不能舒，因用前药加熟附子四分，再服一剂而全愈矣。予因此而知庸医治此等病，不知误却多少人，自此遂不信时医，而益精心于医也。

急惊属实热，宜用清凉，慢惊属虚寒，宜用温补。二病若宵壤①之相隔，治法若水炭之相反，而诸方书多用一药以治二病，何其谬妄之甚也！虽钱氏明戒之，而诸家又明犯之，着书立方者且然，而又何责于时医乎？

嚏开散

半夏一钱，生用　皂角五分

上为细末，用一小豆许，用管子吹入鼻，立醒。

稀涎散

猪牙皂角　明矾各等分

上为末，每服二匙，白汤调下。

若牙关紧不可开，即从鼻灌之。此二方姑存以备惊风急用。

治小儿惊风并退，只是声哑不能言，并诸病后不能言，大天南星一个，泡去皮脐，为末，量儿大小，每用二三分或四五分，用猪胆汁调成稀糊，又用淡姜汤少调开，食前服之，即能言。

吐泻

小儿吐泻，其证不一，最宜详审。有因伤食吐泻者，有因感寒停食而吐泻者，夏月则有因伏暑吐泻者。伤食吐泻者，其吐有酸气，其泻粪状如糟粕，亦有酸臭气，此宜消导之。感寒停食而吐泻者，或食后感冒风寒，则其食停滞不化，或脾胃先受风寒而后饮食，则其食亦停食不化，

---

① 宵壤：天壤。

或饮食后误食寒冷之物，则其食亦停滞不化，虽致病不同，其为感寒停食则一也，此宜发散而兼消导，然此吐泻或多胸腹刺痛，即霍乱吐泻是也，治法亦同。伏暑吐泻者，小水必不利，必兼烦渴，当以暑治之，吐甚者煎香薷散调益元散，泻甚者四苓散调益元散，须斟酌用之。然而吐泻交作，最是小儿危证，若其屡作不止，则不论何因，皆当用参术等急救胃气，不惟伤食停食者当急救之，即伏暑者亦当急救之。盖其初虽有暑气而多吐多泻之后，则热气已散，而胃气骤虚，若不用温补急救，恐中气顿绝，则虚痰上涌而须臾告变矣。且多吐之后，胃气大虚，气不归元，而阳浮于外，反有面赤头热，身热作渴而似热症者，俗医不知其理，误认为热而投以凉药，杀人如反掌，甚可畏也。故治吐泻而药不中病者，与其失之寒凉，宁其失之温补，失之温补犹可救疗，失之寒凉其祸甚速，多不及救也。

加味平胃散_{治伤食吐泻}

苍术_{米泔水浸}　厚朴_{去皮}　姜汁炒　山楂肉_{各六分}　陈皮_{去白}　青皮　麦芽炒　香附米炒　砂仁研　小川芎_{各四分}　炙甘草_{二分}　生姜_{三片}

水盅半煎七分，分二三次缓缓服。

藿香和中汤_{治感寒停食吐泻}

藿香　紫苏　炒香附　制苍术　制厚朴　山楂肉　小川芎_{各六分}　羌活　砂仁　麦芽炒　白芷　陈皮_{去白，各四分}

炙甘草二分　生姜三片

　　煎法服法俱同前。

　　香薷散以下三方伏暑吐泻用

　　大花香薷三钱　白扁豆炒，去壳打碎　制厚朴各一钱

　　水煎，候微温，调益元散二匙服。

　　四苓散

　　赤茯苓去皮　猪苓　泽泻各一钱二分　白术八分　木通
车前子微炒，各五分

　　水煎候温，调益元散二三匙。

　　益元散方见痘疹附方条

　　此不用辰砂。

　　钱氏白术散吐泻已久，虚火作渴者，用此方

　　人参　白术　白茯苓　炙甘草　干葛各五分　南木香二
分　老生姜一片

　　水一盅煎半盅，温服。

　　姜米汤吐多而胃气欲绝者，用此安胃

　　老生姜一块，重一两许，煨熟，去皮，研烂　陈米二撮

　　用水一碗，同入瓦罐内煮清汤，候温，用小酒杯少少
渐服，其呕自止如无陈米食米亦可。

　　凡吐泻交作者，止吐为急吐而不泻者，治法俱同上。
治小儿暑月水泻，小便赤涩，或全不小便者：

　　赤茯苓　猪苓　泽泻各一钱　木瓜五分　白术六分　木
通八分　车前子四分，略炒　灯心一团

水二盅煎一盅，入盐少许，令药微有咸味，饥时服之，小便自利，其泻立止。

治小儿脾泻，其泻每日只溏粪一二次，然病由脾虚，久而不治多不可救，宜用参术散_{方见痘虚泻条}加山药、炒扁豆治之。

疳

小儿脏腑娇嫩，饱则易伤，乳食不调，甘肥无节，则积滞而成疳，是积者疳之本，疳者积之标也。盖积郁既久则生热，热蒸既久则生虫，有热有虫而疳成矣。热盛虫盛，而诸恶症主焉，则疳深而危矣。善治者当其有积时，即用药以消除之，则热自退而虫不生，此能治其本者也，易为力也。及其既成疳也，仍用莪术、三棱、槟榔、厚朴等药以消积，用川黄连、胡黄连等以清热，用使君子、芜荑、川楝、芦荟等以杀虫，此治本而兼治其标者也。循此法而早治之，未有不得痊安者也。但恐治之既晚，而胸陷腹满，骨露齿张，肌硬目闭等症交作，则元气已脱，虽虞扁复生，难为力矣。然消积、清热、杀虫，此古人治疳要法，必用此先除其病，然后可以加补养，此其次第也。近世治疳者杂用参、术、诃、蔻等剂，非其治矣。盖积疳之源，虽由脾胃虚弱，然当其有积有疳时而投以补剂，适足以增其积滞，益其郁热，是助病而非除病也。其有疳泻已久，脾胃极虚而不可单攻者，当兼用六神散与肥儿丸相间服之，此攻补兼施活法也。又有一种，母已有孕，儿饮孕乳，多亦成积热，久亦成疳，此病颇多，而古今方论不道及，何也？然其治法大略亦同。有疳热盛而成痢者，用清热导滞汤方见麻疹条去牛蒡、连翘，加三棱、莪术。有成癖块者治法亦同，须兼用外贴药交攻之。疳亦难分冷热，惟有泻有不泻耳。不泻者郁热无所发泄，故胸腹发热更甚。泻者郁热有所发泄，故胸腹不甚热，然亦由积热作泻也，非冷也。此泻温之而愈甚，清之消之而自愈，著书立方者不知何以有冷疳之名而用热药，无亦讹谬相承。

肥儿丸

三棱 莪术 青皮俱醋炒 神曲炒 川黄连 胡黄连 使君子去壳，浸透皮，各一两 芦荟 坚槟榔 香附子炒 陈皮去白 麦芽炒 芜荑各五钱 南木香三钱

以上为细末，除神曲、麦芽另研为细末，打糊，和前药为丸如粟米大。二岁以下每服三分，五岁以下服五分，空心清米饮下，临卧白滚水下。

有癖块加阿魏酒浸研化和入、干漆炒，各七钱。

大芦荟丸治疳虫食脊膂，身热，羸瘦，十指生疮，显齿指甲等症

芦荟 芜荑 青黛 槟榔 黄连各一两 胡黄连 使君子肉各七钱 南木香三钱 蝉蜕二十四双 麝香少许，另研为细末 猪胆二个，取汁

浸糕丸如麻子大，每服三十丸，米饮下。

苦楝皮煮鸡子法

疳虫轻者用之颇效。取苦楝皮阔一寸，其长似儿身为度，刮去外黑皮，留白皮，切细入瓦罐，浓煎汁去渣，然后入鸡子二个，在内煮熟，去壳与儿空心食之苦楝皮不可用不结子者，有毒伤人。

鸡蜡丸治疳积，休息痢

用黄蜡一块如指大，入勺内火上熔化，次入生鸡子黄白一个，炒熟与儿空心食之。

红花膏贴癖块用

水红花料一捆，煎汁，去渣，熬膏一碗　麝香　阿魏　血蝎各三钱　没药五钱　赤芍　当归各一两

为细末，入膏内搅匀，以青皮摊贴患处。

腹痛

小儿骤然腹痛，其症不同。有夹热而痛者，其痛多缓，或一日只痛数次，甚者或自下而痛上，痛过一阵则有时不痛，良久又痛，宜用凉药加疏利药治之。有感寒夹食而痛者，其痛多急，连绵少有停止，甚者或如刀剜，欲吐不吐，欲泻不泻，手足冷而色青，宜用升发药加消导药急治之。外有虫痛者，闻煎炙食物香气则痛，宜用苦楝皮、使君肉等药以杀其虫，则痛自止。

枳连导滞汤治热痛

陈枳壳去穰，炒　黄连　山栀仁炒黑色，各六分　赤芍前胡　连翘去心蒂，各四分　三棱　莪术俱醋炒　槟榔　甘

草各三分

水煎，饥服饭后服用，觉热盛大便秘者，加酒炒大黄一钱二分，微利之。

升消平胃散治感寒挟食痛方，见"痘初发热"条，此宜加羌活、防风各三分

发热

小儿发热多端，有感寒发热，有伤风发热，有伤食发热，有内热发热，有痘疹发热，有麻疹发热，有惊热，有疳热，以上诸热俱可随症辨认，各有治法，兹不备载。惟内虚发热，其症难识，独有张季明《医说》深得病情，今录于后。《医说》云："有一小儿感冷，身大热、恶寒，此有表证，用发汗药汗出遂凉。过一日复热，医谓'表解里未解，以大便秘知之'，服四顺清凉饮利一行遂凉。隔一日又再热，医云'心经热未解，以小便赤知之'。服导赤饮遂凉，过三日又热，其家无所措手。医曰：'脉已和，非病也，既发汗又利大小便，其儿已虚阳气，无所归，皆见于表，所以身热。'以和胃气药如六神散之类，加乌梅煎，令微有酸味，收其阳气归内，自此全愈。"又云："小儿积热者，表里俱热则遍身皆热，颊赤口干，小便赤，大便焦黄。先用四顺清凉饮，脏腑热则去，既去复热者，里热已解而表热未解也，当用发散药微汗，表热乃去。表热去后又发热者，何也？世医到此尽不能晓，或再用凉药，或再解表，或谓不可医，误致夭伤者甚多，此表里俱虚，

气不归元而阳浮于外，所以再发热非热证也，只用六神散入粳米煎和其胃气，则收阳气归内，身体自凉。"

此二说，发明虚热妙理，最为明透，且此症不惟小儿有之，大人亦多有之，人多不识，遂束手待毙。此说直破千古之惑，人有回生之功，予故揭录于此，以补医功之缺。

四顺清凉饮

当归　芍药　甘草　大黄

水煎服。

导赤饮

生地黄　赤茯苓　木通　麦门冬各等分　灯心一团

水煎服。

六神散

人参　白术　茯苓　甘草炙　山药炒　白扁豆姜水浸，去壳炒　生姜二片　枣一枚，去核

同煎。

治痢奇方妙论

痢为险恶之症，生死所关。不惟时医治之失宜，而古今治法，千家多不得其穷，是以不能速收全效。今立方何以为奇？不泥成方故奇也。立论何以为妙？不胶成说故妙也。且能以数剂而取效于数日内，初起者或一二剂而取效于一二日内，此所以奇妙也。然其药品又不外乎常识者，

慎无忽之。

方一

川黄连去芦　条实黄芩　大白芍生用　山楂净肉四味，各一钱二分　陈枳壳去囊，炒　厚朴去皮，姜汁拌炒　坚槟榔　厚青皮去囊，四味各八分　当归　甘草　地榆各五分　红花酒洗，三分　桃仁炒，去皮尖，碎如粉，一钱　南木香二分

用水二碗，煎一碗，去渣，空心服，渣再煎服。

此方或红或白，或红白兼者，里急后重、身热腹痛者俱可用。单白无红者去地榆、桃仁，加去白陈皮四分，木香用三分，滞涩甚者加酒炒大黄二钱，服一二剂仍除之。此方用之于三五日神效，用之于旬日内亦效，惟十日半月外则当加减，其法详具于后。

方二

川黄连　条黄芩　大白芍三味酒炒各六分，生用各四分山楂肉一钱　制厚朴　制陈皮　青皮　槟榔各四分　甘草炙三分，生二分　当归　地榆各四分　桃仁粉六分　红花三分南木香二分

方三

如延至月余，觉脾胃弱而虚滑者用：

酒炒芩、连六分　白芍六分　制陈皮　制厚朴　南木香各三分　醋炒地榆四分　红花二分　当归五分　人参五分　白术五分　炙甘草五分

以上三方有胎妇人服之，去红花、桃仁、槟榔。以上

方法随用辄效，间有不效者必其初投参、术等补剂太早，补塞邪气在内，久而正色已虚，邪气犹盛，缠绵不已，欲补而涩之则助邪，清而疏之则愈滑，遂至于不可救疗，虽有奇方，无如之何。则初投温补杀之也。戒之！戒之！

治痢四大忌

古今治痢者皆曰：热则清之，寒则温之。初起热盛则下之，有表症则汗之，小便赤涩则分利之。此五者举世信用，若规矩准绳之，不可易者。予有独见，以为五者惟清热一法无忌，其四法则犯四大忌，不可用也。

一曰忌温补。痢之为病，由湿热蕴积胶滞于肠胃之中。清邪热，导滞气，行滞血，则其病速除。若用参、术等温补，则热愈盛，气愈滞。久之元气衰，毒气炽，至于不可救疗者，初投补之过也。

一曰忌大下。痢因邪热胶滞肠胃而成，与清渠壅塞相似，惟用药磨刮疏通则愈。若用承气大下之，譬如以清水荡壅塞之渠，壅塞必不可去也，徒伤胃气、损元气而已。正气伤损而邪气不除，强壮者犹可，怯弱者必危矣。

一曰忌发汗。痢有身发寒热、头痛、目眩者，此非外感，乃内毒熏蒸，自内达外。虽有表症，实非表邪也。若发汗则耗其正气，而邪气得肆，且风剂最热，愈助热邪，表虚于外，邪炽于内，鲜不毙矣。

一曰忌分利小便。利小便者，治水泄之良法也，以之治痢，则乖①痢因邪热胶滞，津液枯涩而成。若用五苓等剂分利其水，则津液愈枯，滞涩愈甚，遂至缠绵不愈，则分利之为害也。若清热导滞，则痢自愈，而小便自利，安用分利为哉？

予于此一症，素畏其险恶，用心调治者二十余年，百试百验，颇有妙悟，既而身自患之，试验益精，然后能破诸家之迷障而为奇妙之方论。今刊而布之，以收世人之疾苦，而登之寿域也。

---

① 乖：违背，背离。

《痘疹活幼心法》后说

　　《活幼心法》既成，有缙绅先生遇予而问曰：子之为是书，以幼幼也，用心苦，用意美矣。其术以胃气血气为本，诚当理矣。然特方异俗，术难概施。予尝历闽广之间，观山海之地，其俗甚异。凡男女出痘者，皆任意饮凉水，饮水者多生，不饮水者多死，若是则安用子之术哉？予应之曰：俗虽异而理则同，俗人习而不察，固昧昧①焉不知其理也。彼俗之能饮水者，胃气强而血气旺者也，是以多生，而生非饮水之功也。其不饮水者，胃气弱而血气亏者也，是以多死，而死非死不饮水之害也。吾是编治痘，每于胃气强盛，饮食如常者，则首摽②以为不必治，此即俗之饮水而生者也；于胃气弱而饮水少者，则随证立法而急治之，此即俗之不饮水而死者也。第俗人袖手听吉凶，能使饮水者之多生，不能使不饮水者之不死。若用吾术则可起死者，而跻之寿域，不大有补于俗乎？又何地而不可施也。问者又曰：是编之术，惟吾明理之儒必能信用，若庸医③俗流拘泥旧习，恐惊骇疑惑而不能用④也。盖

---

　①　昧昧：糊涂无知之义。
　②　摽（biāo 标）：古同"标"，标榜之意。
　③　庸医：万历本脱，据清道光甲辰本"明万历聂久吾先生原跋"补入。
　④　不能用：万历本脱，据清道光甲辰本"明万历聂久吾先生原跋"补入。

其理精深，其论高妙，固难与庸①俗道也。予曰：高论不谐于俗，此诚不可家喻而户晓，然人情为子者孙计固甚切。即为医者，治人之心亦固甚切②。彼见吾术可以生人，则虽迷于前③者未必不醒于后也，安知其心不能信用也？然必平日用心于此，评阅精玩而先明其理，然后可以施于用，若临证而后检阅，则未必得其要妙，恐非善用吾术矣。

　　　　万历辛亥孟冬朔日久吾聂尚恒书于福州府学上尊经阁

----

　　① 固难与庸：万历本脱，据清道光甲辰本"明万历聂久吾先生原跋"补入。

　　② 固甚切：万历本脱，据清道光甲辰本"明万历聂久吾先生原跋"补入。

　　③ 迷于前：万历本脱，据清道光甲辰本"明万历聂久吾先生原跋"补入。

校注后记

一、作者生平考

《痘疹活幼心法》系明代聂尚恒所著。聂尚恒，字惟贞，号久吾。少时师事王龙溪、王荆石两先生，大见称赏。明万历十年乡试中举，然六上春闱不第。历官庐陵（今江西吉安市）教谕，抚宁（今河北抚宁县）知县、福州府学教授、宁化知县。聂尚恒为官之余，潜心医术，博览方书，精察病情，撰有《痘疹活幼心法》《医学汇函》《奇效医述》等多部著作，尤其在儿科痘疹和治痫方面，发前人所未发，成效卓著。清代御医朱纯嘏于《痘疹定论》中言"惜当时（尚恒）以儒臣显，不列名于医林"，引为憾事。江西《清江县志》载："清江历史上父子相传卓有成就的，首推明代聂尚恒、聂杏园父子。"

关于聂尚恒的籍贯和生平，朱纯嘏于《痘疹定论》中云："清江久吾聂氏，名尚恒，生于隆庆末年（1572）。"此说被后世诸多文献所沿用，但也有部分学者提出质疑，兹考证如下。

1. 籍贯考

在聂尚恒的著作《奇效医述》自序中，聂氏自述为清江人。而在江西省图书馆所藏《江西通志稿》第六册记载的万历十年壬午乡试名录中，聂氏是以新淦籍应考的。江西省图书馆同治《新淦县志》中载录聂尚恒父亲聂素贵生平："聂素贵，字原，守邑北，大观桥人，少赘姐家李氏，遂从其姓……多以名显，归乃复姓聂。"因此，聂尚恒新淦籍与此有关，实为清江大观桥人（据《明代医家聂尚恒实地调查记》一文考证为今樟树市永泰镇大观村）。且明代时，清江和新淦同为临江府所管辖，因此，清江和新淦混称的现象也并不矛盾。

2. 生卒年考

《中医人物词典》《中医人名辞典》《中国医学百科全书·医学史》均载聂氏的生年为隆庆末年（1572），但查阅历代《清江县志》《临江府志》《新淦县志》《江西通志》，并参考首都图书馆所藏《宁化县志》《福建通志》《庐陵县志》，以及聂氏各种著述，均无其生年的明确记载。在清乾隆《清江县志》、同治《新淦县志》、同治《临江府志》以及《江西通志稿》中均明确记载其乡试中举的时间为"明万历十年壬午（1582）"，以此推算，若聂氏如果生于隆庆末年（1572），其中举时仅为 10 岁，实在惊为天人，也让人怀疑其生年的准确度，此"隆庆末年"，极有可能并非指一年，而是一时间段或者直接就是讹误。但由此可推出聂氏生年应在隆庆末年（1572）之前。

二、成书年代考

关于《痘疹活幼心法》一书的成书时间，向山堂夕惕主人周京雨郇氏在其序《痘疹活幼心法》再刊序中言：

"且其书考其自序，则著于前之丙辰。"周氏其序作于康熙十五丙辰（1676），即序中所言"今之丙辰"，前推60年，当为万历四十四年丙辰（1616）。

在明万历《奇效医述》《痘疹活幼心法》合刻本的"奇效医述小引"题末言及"万历丙辰仲秋之吉前知福建汀州府宁化县事清江久吾聂尚恒识"，周京雨郇氏之所以会认为其书"著于前之丙辰"，应该是由此而来。

但是，明万历刻本的卷末"痘疹活幼心法后说"末题"万历辛亥孟冬朔日久吾聂尚恒书福州府学之尊经阁"，中国国家图书馆馆藏的明崇祯刻本和闵齐伋本均在"聂久吾先生痘说叙"末题"万历辛亥孟冬月上戊日"，由此可推知目前所知《痘疹活幼心法》成书最晚为万历辛亥年，即1611年，因此《痘疹活幼心法》一书成书时间应为1611年或之前，初刊则为明万历四十四年丙辰（1616）。

三、版本考证及底本、校本确定

据《中国中医古籍总目》载录，《痘疹活幼心法》有60余种刊本，在版本调研中，经认真查阅相关文献，未见其版本源流研究。校注者主要收集和考察了26种刊本。

此26种刊本以卷数分可分为合刻本、不分卷本、二卷本、九卷本、八卷本等5种版本系统。

《痘疹活幼心法》一书名称各异，有《痘疹活幼心法全书》《活幼心法大全》《痘疹活幼至宝》《活幼心法》及《痘疹慈航》等，但内容均以聂氏著作为主体，各本之基本内容，包括总论、痘症各方、备用紧要诸证方论、或问、医案、痧疹诸症、杂症等大致相同，只是在附录审候、心法附条、治痘要方、论脉的隶属上有所出入。

　　该书版本源流大致为：明万历四十四年丙辰（1616）本刊出后，后世在此基础上演化不同卷次刻本刊刻流传。明时欧阳调律删减聂氏《活幼心法》，更其旧名为《痘疹慈航》。明崇祯元年戊戌（1628）时，始出现不分卷刻本，后世崇祯六年年癸酉（1633）刻本、清文奎堂刻本、杏春氏刻本和2011年缩微胶片为其同一刻本再刻刊传。日本宽永六年（1629）己巳时出现二卷（增录）刻本，后世日本宽文六年丙午（1666）时和杏春氏时先后再刻刊行流传；1644年刊出粤东翰宝楼本亦为二卷刻本，内容与宽永己巳本有异；清乾隆三十一年丙戌（1766）时，万历丙辰本重刻刊行；清道光壬二十二年（1842）寅时，粤东翰宝楼刻本重刻刊行。清康熙十五年（1676）丙辰时周京雨郇始分九卷本刊行《痘疹活幼心法》，清乾隆五十九年（1709）时重刻刊行。后世在康熙丙辰本基础上演化出九卷（有"治痢奇方妙论"）刻本、九卷（后附望小儿面部）刻本、九卷（后附卷末论脉）刻本和八卷（后附卷末论脉）刻本。清康熙四十八年己丑（1709）时、清乾隆四十六年辛丑（1781）时、清光绪三年丁丑（1877）时、及后世清向山堂和清宏道堂相继重刊康熙丙辰本。年清乾隆五十一年丙午（1786）时，始见九卷（后附"望小儿面部"）本，1862年时聚文堂和2002年时重刊先后乾隆丙午本。清嘉庆二十五年庚辰

（1820）时，江南怀仁堂刊行九卷（后附卷末论脉）本。清道光二十四年甲辰（1844）时，《痘疹慈航》重刊。清同治己巳八年（1869）时始见八卷（后附卷末论脉）本，后世千顷堂书局和日升山房刻相继重刻刊行同治己巳本。以上《痘疹活幼心法》版本及流传情况可图示如下：

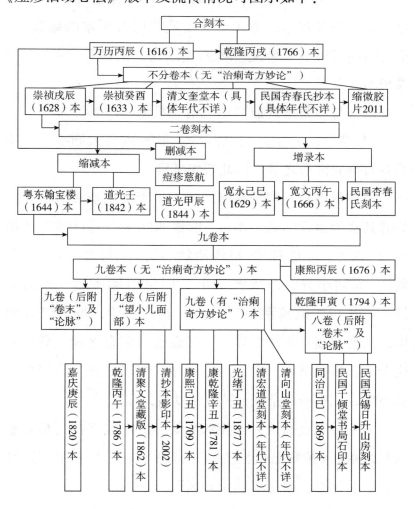

总之，经研究显示：万历本丙辰刻本为最早的足本，刊刻精良，内容较完整，故选为为底本；宽文丙午本为二卷本最早刊本，正文内容完整，字体清晰，作为主校本；康熙丙辰本始为九卷本、清文奎堂刻本为不分卷本、清宏道堂刻本为九卷（有痢疾）刻本，均字体清晰，品相完好，是以为参校本；道光甲辰本虽为明万历本的缩减本，但有与明万历本"后说"内容相同的"后跋"，故亦作为参校本。

四、与《痘疹慈航》的先后关系考

《痘疹活幼心法》与《痘疹慈航》内容大同小异，学术界有谁先谁后之疑，因此略作考辨。

一种观点是《痘疹慈航》成书早于《痘疹活幼心法》，后者其实为前者的后定本。《续修四库全书总目提要（稿本)》认为："是书（《痘疹活幼心法》）与之（《痘疹慈航》）大同小异，乃康熙中东吴周京雨郇所编，评语甚详……其与《痘疹慈航》异者，卷一总论，彼书仅有四则，此增辨虚实寒热之异，晰气血盈亏消息之理二条；末论杂证，多有增入，盖为后定之本。书名之异，当因彼书重痘疹，此则兼载杂证，故以活幼统之也。"

另一种观点则认为《痘疹活幼心法》成书在《痘疹慈航》之前，《痘疹慈航》为《痘疹活幼心法》一书的删减本，但非异本，而是"同书异名"。

《痘疹慈航》一书康熙张京序云：此本之原跋亦旧本

所无（此"旧本"指日本多纪氏《医籍考》载尚恒《活幼心法》二卷本）……其书中与《活幼心法》有无异同之处，需两本对勘，始得其详。惟是书上下两卷中，皆论治痘，未言及疹。附录之首，仅有治疹一论三方。其论尾引高士宗之说，称之曰师，乃清代人语，后所增入，断非聂氏原书。以此观之，则书名兼"痘疹"二字，乃痘科相沿之例称。而顾氏增录之原跋，未可尽信。"魏小虎和梁进学据此将两书进行逐字逐句对勘，在"《痘疹慈航》与《活幼心法》同书异名考辨"一文中指出：本文通过对《痘疹慈航》与《活幼心法》内容异同的比较，及对《活幼心法》版本的梳理，确定《痘疹慈航》为《活幼心法》删改较多的一个异本，而非《续修四库全书总目提要》所谓"同书异名"。康熙张京鉴认为《痘疹慈航》的"原跋"为"顾氏增录，未可尽信"；魏小虎和梁进学引用《痘疹慈航》卷上"折诸家之衷"一篇中多出一段对《保赤全书》的评价：近年有庠生官橒编集《保赤全书》，载痘疹方论颇为详备，然其人博而不精，未谙妙理，所论气血虚实寒热等理多混杂未能通融，所论"某症该用某方"多卤莽，又多乖舛而不得其宜，在明者得之，犹可备参考。若昧者执而用之，鲜不误事。予恐其无益于世而反惑世也，故表而出之。他们认为此段为"后人窜入"。另在考《痘疹慈航》一书的成书时，引用了《聂氏痘门方旨》乾隆十三年戊辰（1748）邱生华序，认为《痘疹慈航》此书之名至少在邱氏作序时已颇有流传。

本研究对于《痘疹活幼心法》与《痘疹慈航》成书的先后，取第二种观点。理由如下：

一是万历丙辰本为聂氏《痘疹活幼心法》之初刻本，《痘疹活幼心法》"后说"内容与《痘疹慈航》的"原跋"同，明万历本"后说"所缺字均可据《痘疹慈航》"原跋"补全。而所谓"折诸家之衷"一篇中多出一段对《保赤全书》评价的内容，在明万历本有，说明是《痘疹慈航》无意脱漏或有意删减所致。

二是在《痘疹慈航》一书中，明古巴欧阳调律的原序云"乃更其旧题曰《痘疹慈航》"，随后解释为何用"慈航"二字，云：观舟能载物亦能覆物，非慈航鲜不以人侥幸者。而在明万历本《痘疹活幼心法》的"痘疹活幼心法小引"一文中，作者云："于是写吾心之所独悟，而发前人之所未发，取其长弃其短，矫其偏救其失。其辨证也简而明，其立方也精而切，著为一编，命之曰《活幼心法》，谓以吾之心悟为后法，而可以回生起死也。又附问辨医案于其后，以志吾言之非无征，吾法之果可用也。"

因此，《痘疹活幼心法》成书在《痘疹慈航》之前，《痘疹慈航》为《痘疹活幼心法》一书的删减本，但非异本，而是"同书异名"。

五、学术思想及其影响

1. 善用兵法论医理

聂氏善用兵法论医，在"论受病之源"云：故余以为古立预解痘毒诸方，若无故而逐寇于通都，不近理也；若血气送毒气不出，则毒气反攻脏腑，如寇作于都城中，主者不能操谋奋武，逐之于外，致令操戈内攻，安得不危。故用药犹如用兵，不可不透此理也。在评朱丹溪治痘之失时说：其取长于钱氏，而必用芩、连、牛蒡、连翘之类，以监制参、芪、归、术等补剂，似乎"任将而中制，用兵而外监"也；在析痘疮用解毒药时说：故诸疮以解毒为主，能解毒于早则轻，不能解毒于早则重。痘疮以血气为主，血气能送毒以灌脓结痂则生，血气不能送毒以灌脓结痂则死。解毒之药多损血气，不顾血气之亏损，而急于解毒，是犹不虑我兵之羸弱，而急于杀敌也。故毒有不必解者，又有不可解者。此皆是善用兵法论医理。

2. 重视辨小儿气血盛衰，补血必先补气

聂氏重视气血在痘疹发病过程中的重要作用，提出"痘疮全凭气血成功"。因为"痘毒之气实发于五脏，全赖气血通畅运送毒气出于体外"，使痘疹化浆结痂后病愈。认为痘出之形体现气血的情况，"气体天而亲上，血体地而亲下，痘之出也，其高起之疱气之位也，上也，气宜充焉；其四晕根脚血之位也，下也，血宜附焉"。从痘的形态来辨别气血盛衰，痘之疱尖而色白润，是气充足；痘疹

的四围有晕而色红活，是血充足而附。气血充足可以载毒出外，是预后较好之痘。反之，顶陷，四周根脚无红晕为气血不足，甚至出现"通顶红色成血疱者，是血反亲上也。此症最险，必不能成浆至八九日后则痒塌而死。"治疗急宜大补其气，气充则能统血，血自不得泛滥妄行。警示人们不要因为疱色红则误认为是血热而用凉血行血之剂，致气血更亏而变危症。对于病儿气血盛衰的辨别是避免误治的关键。气血充足，正气盛，则能抗邪外出，因此，治疗时重视及时补足气血，成为聂氏治病的特色。

3. 治病必先辨虚实寒热，而痘疮尤为紧要

聂氏治病重视四诊合参，辨别虚实寒热。他指出，医生治病，辨别疾病的虚实寒热是最重要的，四诊之望、闻、问、切无非是为了辨别寒热虚实。若不能分辨四者，只是用一些成方、验方来治疗，很少有不耽误病人的。而痘疮的虚、实、寒、热的辨别尤为关键，若辨不明则用药必错，造成严重的后果。况且历代治痘医家，著论立方不同，多略而不辨虚、实、寒、热，或辨而不明，使后学者无法遵从。聂氏对痘疮的虚、实、寒、热与一般病证之虚、实、寒、热的辨别和处理做了详细的解析。如指出注意观察痘疹的形态、色泽及发展变化，再听患儿的声音、神态、饮食、大小便、脉之迟数洪微，其虚实寒热就可以辨清。

4. 治疗用药尚温补禁寒凉

聂氏治痘尚用温补禁寒凉，如病情需用寒凉，亦要经酒炒、酒制等以缓其药性。提出：痘已出之后，未痂之前，凡一切凉心之药，如犀角、生地之类，姑禁绝不用，直待结痂后，用之解余毒可也。认为：凡用寒凉药品，除阳症、伤寒、热积痢症，及诸实热等症外，其余若用之降炎上之火，用之清血分之火，俱有寒因热用之义，须依酒炒酒制之法最为紧要。同一寒药也，依法用之则取效，不依法用之则为害。若痘疮中前后所用解毒诸寒药，皆因毒火燥血，而用入血分以凉血活血者，是以芩、连、栀、柏、花粉、大黄等味，必用酒拌湿炒燥，牛蒡子必炒香研碎，当归、白芍、生地、红花、紫草、牡丹皮、地骨皮之类，必以酒临时洗用，此要法也。

5. 为医重仁

聂氏为医重仁德，认为医乃仁术，所贵的是"扶危救困，起死回生"。如果"治其易治者，而弃其难治者"，不配当医生。惟俗医意在图利，又恐坏名，见症有不顺者，辄委弃之，彼诚恐利未必得，而徒冒不识症之名。若仁人君子，当为之死里求生，岂忍断其必死，而坐视不治？如果医者若乘人父母之惊惧而要重利，为"贪利而杀人，心术不善"之辈，会有幽责冥诛。

6. 疗效显著，为后世治疗痘疹提供了方便途径

聂向恒所著幼儿科《痘疹活幼心法》，在我国医药史

上有较大影响。痘是幼科中的一症，疹也是幼科中的一症，两种病症在幼科中颇为重要。但在明代以前治法都不完备。聂尚恒的《痘疹活幼心法》刊出后，治疗痘疹才有了一定的"标准途辙可循"。在此前各家痘疹不分，或痘详而疹略，聂尚恒在诊治这两个方面的造诣都比较深。他根据痘、疹病情的不同阶段和特点，提出的治疗原则和方法，很有创见，为后世所重视，兹论述如下。

《痘疹活幼心法》对临床痘疹诊治有很好的指导作用，临床疗效显著，聂尚恒在《痘疹活幼心法》"痘疹活幼心法小引"中言"每用之家族，用之姻友，随试辄效"。

后世众多医家以之治痘，取效颇著。

如明古巴欧阳调律在《痘疹慈航》原序中云："获慈航之效而梓以公世者也。"

又如张京鏵在重刊《痘疹慈航》原序中云：余谓谢君："人之见是书者皆谓平平无奇，而今日用之何奏效如是之神也？"谢君为余言："凡治痘者皆以疡治痘，是书独以痘治痘，乃具开天辟地之手者也。""而今日用之何奏效如是之神也。"说明书中之方治痘效果奇佳。

又如顾洵在《痘疹慈航》重刊缘起中云：去年冬，余仲女仲男相继痘发急，延时医之，有名者治之医谓："伏毒已深，惟峻用苦寒可解。"未旬日一陷一伏，相继殀殇已。第三女复患症如前，医坚持前说，谓："非苦寒不治，然亦侥幸万一。"余闻之，仓皇失措，几不知复有生人之乐也。适裘君南溟来自越中，余恳其治疗。裘曰："此顺症也，何震惊为弟？气血两亏，在保护其元气而已。如其言按日而治，卒以无恙。"顾淘以具体的事例说明了书中治痘方法的显著疗效。

又如邵志显在"痘疹慈航原刊缘起"中云："童稚濒死而藉以生者屡矣。"

因此清代朱玉堂的《痘疹定论》说："清江聂久吾氏著有《活幼心法》一书，提出撕警觉，救斯世之赤子，而令安全于襁褓中也。其集痘疹之大成，开幼科之法眼，议论精，辨证确，用药不偏于寒凉，亦不偏于温补，深得中和之理，合宜之用，无过不及之差。"

综上所述，《痘疹活幼心法》一书所言治痘疗效显著，为后世治疗痘疹提供了方便途径。

方名索引

总 书 目

I

本　草

淑景堂改订注释寒热温平药性赋

方　书

医便

卫生编

袖珍方

仁术便览

古方汇精

圣济总录

众妙仙方

李氏医鉴

医方丛话

医方约说

医方便览

乾坤生意

悬袖便方

救急易方

程氏释方

集古良方

摄生总论

摄生秘剖

辨症良方

活人心法（朱权）

卫生家宝方

见心斋药录

寿世简便集

医方大成论

医方考绳愆

鸡峰普济方

饲鹤亭集方

临症经验方

思济堂方书

济世碎金方

揣摩有得集

亟斋急应奇方

乾坤生意秘韫

简易普济良方

内外验方秘传

名方类证医书大全

新编南北经验医方大成

临证综合

医级

医悟

丹台玉案

玉机辨症

古今医诗

本草权度

弄丸心法

医林绳墨

医学碎金

医学粹精

医宗备要

医宗宝镜

医宗撮精

医经小学

医垒元戎

证治要义

松厓医径

扁鹊心书

素仙简要

慎斋遗书

折肱漫录

济众新编

丹溪心法附余

方氏脉症正宗

世医通变要法

医林绳墨大全

医林纂要探源

普济内外全书

医方一盘珠全集

医林口谱六治秘书

温　病

伤暑论

温证指归

瘟疫发源

医寄伏阴论

温热论笺正

温热病指南集

寒瘟条辨摘要

内　科

医镜

内科摘录

证因通考

解围元薮

燥气总论

医法征验录

医略十三篇

琅嬛青囊要

医林类证集要

林氏活人录汇编

罗太无口授三法

芷园素社痎疟论疏

女　科

广生编

仁寿镜

树蕙编

女科指掌

女科撮要

广嗣全诀

广嗣要语

广嗣须知

孕育玄机

妇科玉尺

妇科百辨

妇科良方

妇科备考

妇科宝案

妇科指归

求嗣指源

坤元是保

坤中之要

祈嗣真诠

种子心法

济阴近编

济阴宝筏

秘传女科